Das grosse Zuckerfrei Backen Buch für Anfänger

Die besten Backrezepte für eine Zuckerfreie Ernährung - 84 leckere Zuckerfreie Rezepte für Anfänger

1. Auflage

ISBN: 9781691083121

1. Auflage 2019

Der Inhalt dieses Buches wurde mit großer Sorgfalt geprüft und erstellt. Für die Vollständigkeit, Richtigkeit und Aktualität der Inhalte kann jedoch keine Garantie oder Gewähr übernommen werden.
Der Inhalt dieses Buches repräsentiert die persönliche Erfahrung und Meinung der Autorin und dient nur dem Unterhaltungszweck. Der Inhalt sollte nicht mit medizinischer Hilfe verwechselt werden. Es wird keine juristische Verantwortung oder Haftung für Schäden übernommen, die durch kontraproduktive Ausübung oder durch Fehler des Lesers entstehen.
Eine Haftung für Personen-, Sach- oder Vermögensschäden ist ausgeschlossen.

Inhaltsverzeichnis

Inhaltsverzeichnis 3
Einleitung 8
Zuckerfrei und gesund Backen 9
Natürliche Zucker-Alternativen 11

Honig 11
Frische Früchte 11
Getrocknete Früchte 12
Süßkartoffel 12
Kokosblütenzucker-und Kokosblütensirup 13
Reissirup 13
Dattelsirup 14

Getreidemehle 15

Dinkelmehl 15
Reismehl 15
Hafer 16
Kamut 16
Teffmehl 17

Glutenfrei Backen 18

Was ist Gluten und worin ist es enthalten? 18
Was ist beim Ersetzen von herkömmlichen Mehl zu beachten? 18
Beispiel für eine Allzweck-Mehlmischung 18
Mit welchen Mehlen lässt sich glutenhaltiges Mehl ersetzen 19

Glutenfreie Mehle 20

Buchweizenmehl 20
Amarant Mehl 20
Quinoamehl 20
Hirsemehl 20
Sorghum-Mehl 20

Mandelmehl ... 21
Sojamehl ... 21
Kokosmehl ... 21

Gesunde Fett-Alternativen zum Backen ... 22

Nussmus ... 22
Avocadomus ... 22
Kokosöl ... 23
Kakaobutter ... 23

Austauschtipps für Zucker, Mehle und Co. ... 24
Einkaufsliste für Backvorräte ... 25

Frische Früchte und Gemüse ... 25
Gekühlter Vorrat ... 25
Süßungsmittel, Getreidemehle und Co. ... 26

Die Rezeptideen ... 28
Backzutaten und Toppings-einfach selbst gemacht ... 28

Zuckerfreies Marzipan ... 28
Schnelle Himbeer-Marmelade ... 29
Erdbeer-Marmelade ... 30
Apfelmus ohne Zucker ... 31
Express-Dattelmus ... 32
Kokosdrink ... 33
Mandelmilch ... 34
Kokosmus ... 35
Mandelmus ... 36
Erdnussmus ... 37
Vegane Schokolade ... 38
Karamell ... 39
Schokoglasur dunkel ... 40
Schokoglasur weiß ... 41
Krokant ... 42
Sahne aus Kokosmilch ... 43

Frühstück 44

Obst-Pizza 44
Gebackenes Müsli 46
Schoko- Pfannkuchen mit Nice-Cream 48
Apfel-Zimt Granola 50
Früchtebrot 52
Schoko Granola mit Kokos 54
Frühstücks-Muffins 55
Frühstücks-Kekse 57
Pancakes mit Schokosauce 59

Brot und Brötchen 61

Quarkbrot 61
Bananenbrot 62
Apfel Nuss Brot 64
Quinoa-Hirse-Brot 66
Kerniges Walnussbrot 68
Vollkornbrötchen 70
Milchbrötchen 71
Quarkbrötchen 72
10-Minuten Fitnessbrötchen 73
Schnelles Vollkornbrot 74

Kleingebäck 76

Donuts 76
Süße-Waffeln 78
Schokomuffins 79
Beeren-Quarkmuffins 80
Apfel-Zimtschnecken 82
Kleine Zimtschnecken 84
Scones mit Blaubeeren 86
Müsliriegel 88
Brownies ohne Backen mit Himbeer-Topping 89

Chocolate-Chip Cookies 91
Mango-Kokos Cookies..92
Erdnussbutter-Dattel-Kekse 93

Kuchen und Torten..94

Himbeer-Kokos Tarte..94
Zupfbrot mit Zimt..95
Pfirsich-Apfel Galette mit Karamell 97
Mandel-Feigen-Tarte..99
Schokokuchen 101
Apfelkuchen mit Krokant..103
Blaubeer-Vanille Kuchen..104
Rhabarberkuchen mit Vanillepudding 105
Erdbeer-Joghurt Torte 107
Mango Quarktorte 109
Choco Crossies Torte 110
Veganer Cheese-Cake ohne Backen 112
Apfelmuskuchen mit Vanillepudding vegan..114
Kürbiskuchen mit Pekannüssen 116

Süßwaren – Les Petits 118

Energy Balls..118
Schoko-Quinoa-Happen..119
Ferrero Rocher Kugeln..120
Twix-Riegel..122

Herzhaftes..124

Pita-Brot 124
Mini-Flammkuchen..126
Brot-Muffins..128
Kurkuma-Zwiebel-Baguettes 129
Überbackene Laugenstangen..130
Vollkorn Bagel 132
Käse Knäckebrot 134

Focaccia 135
Zucchini-Karotten-Waffeln 137
Tarte mit buntem Gemüse 138

Back-Anlässe 140
Ostern 140

Osterhasen-Kekse aus Quark 140
Granola-Öster-Nester 142
Osterzopf 143
Rübli Kuchen 145
Apfelrosen-Tarte 146

Weihnachten 149

Vanillekipferl 149
Ausstechplätzchen 151
Muffins mit Spekulatius Topping 152
Lebkuchen Popcakes 154

Schlusswort 156
Impressum 157
Haftungsausschluss 158
Haftung für externe Links 158

Einleitung

Haben Sie angefangen Zucker aus Ihrem Leben zu streichen? Herzlichen Glückwunsch, das war eine gute Entscheidung und Sie können stolz auf sich sein. Sie möchten diese gesunde Lebensweise beibehalten ohne auf die ein oder andere süße oder herzhafte Verführung verzichten zu müssen? Mit meinen Rezepten für Backen ohne Zucker möchte ich Ihnen dabei helfen. Nachdem ich vor ein paar Jahren meine Zuckersucht bekämpft habe, fing ich an zuckerfrei ohne raffinierten ‚Zucker zu backen, ohne jegliche Süßungsmittel an deren Stelle zu verwenden. Mit frischem Obst, Trockenfrüchten, Reissirup, Kokosblütenzucker und natürlicher Süße aus Nüssen und Milchprodukten habe ich eine alternative Süße entdeckt und daraus sind über die Jahre hinweg leckere Rezepte für Brot und Brötchen, Kleingebäck, Kuchen und Torten, Kekse und Süßwaren, sowie auch herzhaftes Gebäck entstanden, die ich Ihnen gerne in meinem Backbuch vorstellen möchte. Die Rezepte sind teilweise vegan und glutenfrei. Ich helfe Ihnen Ihr Zuckerkonsum weiterhin in den Griff zu bekommen, ohne dass Sie das Gefühl haben auf irgendetwas verzichten zu müssen.

Mit diesen tollen neuen Rezepten können Sie bestimmt auch Ihre Freunde und Familie verzaubern.

Ich möchte kurz noch erwähnen, dass dieses Kochbuch aus mehreren Gründen keine Bilder enthält. Der wichtigste Grund ist derjenige, dass so die Druckkosten und somit auch der Verkaufspreis niedrig gehalten werden kann. Weiter braucht es für die Rezepte auch keine Bilder, da sie ziemlich genau beschrieben sind. Zudem ist es so weniger schade, wenn das Kochbuch etwas dreckig wird.

Zuckerfrei und gesund Backen

In den Backrezepten ist Zucker in der Zutatenliste meist ganz vorne aufgelistet. Neben dem süßen Geschmack sorgt er nämlich durch sein Volumen für die richtige Konsistenz. In den meisten Kuchenrezepten stecken **100-250 g Zucker** Wenn man aber gerne backt und auf Süßes nicht verzichten möchte, ist die Lösung den raffinierten Haushaltszucker durch gesunde Zuckeralternativen auszutauschen.

Doch künstliche Süßstoffe wie Aspartam und Saccharin liefern zwar so gut wie keine Kalorien, sind aber laut Studien keine gesunde Alternative. Zudem sind einige Süßstoffe zum Backen nicht geeignet, weil sie beim Erhitzen ihre Süßkraft verlieren und bitter werden. Außerdem fehlt das nötige Volumen.

Anstelle des raffinierten Industriezuckers kann man frisches Obst, Trockenfrüchte, Nüsse, Gemüse, Honig, Datteln, Agavendicksaft, Apfeldicksaft, Reissirup und Kokosblütensirup und Eiweißpulver zum Backen verwenden. Kokosblütenzucker ist in der Struktur noch ähnlicher.

Den Zucker kann man jedoch nicht im gleichen Verhältnis austauschen.

In den letzten Monaten habe ich viel mit den natürlichen Süßungsmitteln experimentiert und viele unterschiedliche Erfahrungen gemacht. Den Zucker kann man nicht im gleichen Verhältnis austauschen, sondern man muss dabei einiges beachten. Am Anfang eignen sich besonders Teige zum Ausprobieren, die vergleichsweise schon wenig Zucker erhalten, wie z. B. Hefeteig oder Mürbeteig. Etwas schwieriger wird es jedoch schon bei Rührteig, vor allem bei Biskuitteig, da Zucker dort für die Masse sorgt. Die sonstige Flüssigkeitsmenge muss man in Backrezepten reduzieren, je nachdem ob das natürliche Süßungsmittel eher flüssig oder trocken ist. Wenn man also Agavendicksaft, Ahornsirup oder Reissirup verwendet, braucht man ein Drittel bis ein Viertel weniger andere Flüssigkeit wie Milch z. B. für den Teig. Der Kuchen kann zudem schneller bräunen und man muss ihn also in der Hälfte der Backzeit schon abdecken. Vor allem habe ich das bei Rührkuchen mit Honig festgestellt.

Natürliche Süßungsmittel sorgen für ein eigenes Aroma und eine unterschiedliche Süßkraft im Gebäck.

Statt 100 g normalen Industriezuckers braucht man von Honig, Agavendicksaft und Apfelsirup nur ca. 70-80 g. Bei Reissirup oder Kokosblütenzucker sollte man jedoch 10-20 Prozent mehr nehmen. Bei Hefeteig gebe ich einen Teelöffel Zucker hinzu, damit der Teig besser geht. Apfelkuchen backe ich gerne mit Kokosblütenzucker. Er ist nicht nur nachhaltig produziert, sondern sorgt auch für ein angenehmes Karamellaroma im Teig.

Schwieriger wird es, wenn man mit Trockenfrüchten oder Dicksäften experimentieren möchte. Gute Erfahrungen habe ich mit eingeweichten Pflaumen oder Datteln gemacht, die anschließend püriert werden. Oder auch mit Dicksäften, die man übrigens auch selber herstellen kann. Verwendet man diese Zutaten in den zuckerfreien Gebäcken schmecken sie gleich etwas fruchtiger und der fehlende Zucker fällt kaum noch auf.

Ich habe aber experimentiert und die besten Rezepte stelle ich Ihnen in meinem Buch vor.

Nicht zu vergessen ist, dass es sich bei den alternativen Süßungsmitteln trotz allem um Zucker handelt. Vernünftig dosiert verspricht er aber gesünder zu sein und stellt eine gute Alternative beim Backen dar.

Natürliche Zucker-Alternativen

Honig

In Honig sind viele Vitamine, Mineralstoffe und Enzyme enthalten, gerade in der Vollwertküche wird der Honig gern als alternatives Süßungsmittel verwendet.
Honig süßt nicht schlecht, deshalb muss man beim Backen mit Honig die Mengen etwas umrechnen. Statt der Zuckermenge wie sie in normalen Rezepten angegeben ist, nimmt man dann etwas weniger. Etwa drei Viertel der Menge oder für die, die es richtig süß mögen, etwa 80 Prozent.
Grundsätzlich eignet sich jeder Honig zum Backen, da er flüssig ist, wenn es heiß wird. Zum Verrühren und weiteren Verarbeiten tut man sich allerdings mit flüssigem Honig etwas leichter, außerdem kann man den Teig etwas einfacher fluffig rühren und so eine lockere Konsistenz hinbekommen.
Denn was man wissen muss, Honig süßt nicht nur, sondern er klebt auch ganz gut und so wird Kuchenteig, der nur mit Honig statt mit Zucker gesüßt ist, etwas fester. Doch gerade bei Marmor-oder Schokokuchen und anderen Rührteigklassikern ist das ja gerade lecker, wenn es richtig schön schokoladig und teigig wird.

Frische Früchte

Mit jeden Mengen an Vitaminen und Mineralstoffen kann frisches Obst punkten. Es enthält von Natur aus Fruchtzucker (Fruktose) sowie Glukose und Saccharose.
Heißhunger wird vorgebeugt, da durch den hohen Ballaststoffanteil, der Zucker nur langsam ins Blut gelangt und der Blutzuckerspiegel konstant bleibt. Zudem sorgen die Ballaststoffe für eine langanhaltende Sättigung.

Auf industriell hergestellte Fruktose, die als Fruktose-Glukose-Sirup unter anderem im Geschäft erhältlichen Backwaren zugefügt werden, solltest du aber verzichten. Nur der Fruchtzucker, der in frischem Obst vorkommt, ist auch gesund.

Getrocknete Früchte

Bei Trockenfrüchten wurde dem Obst die Feuchtigkeit bis auf einen Anteil von 20 % entzogen. Du solltest es zum Backen nur in Maßen verwenden, weil der Fruchtzuckergehalt von Dörrobst sehr konzentriert ist. Trockenfrüchte können vor allem mit ihren vielen Vitaminen und Nährstoffen punkten. Vor allem enthalten sie auch viele Ballaststoffe, die lange sättigen und die Verdauung fördern. Bitte beim Kauf darauf achten, denn manchmal werden den Trockenfrüchten Haushaltszucker zugesetzt. Gesüßt sollten die Früchte aber nur mit Fruchtsäften gesüßt sein. Bitte nur ungeschwefelte Trockenfrüchte verwenden, denn diese wurden nicht mit Schwefeldioxid behandelt und dadurch bleiben die Vitamine erhalten.

Süßkartoffel

Auch wenn es der Name vermuten ließe, die Süßkartoffel ist nicht mit der Kartoffel verwandt. Beide Gemüse wachsen zwar in der Erde, botanisch gesehen zählt die Kartoffel jedoch zu den Nachtschattengewächsen und die Süßkartoffeln zu den Windengewächsen. Der leckere Geschmack der Süßkartoffel ist süßlich und leicht nussig, wobei Knollen mit einem dunkleren Fruchtfleisch intensiver schmecken. Essbar sind übrigens auch die Blätter der Süßkartoffel, die wie Spinat verwendet werden können. Ihrem Namen als gesündestes Gemüse der Welt macht die Süßkartoffel alle Ehre und versorgt uns nahezu mit allen Nährstoffen und Vitaminen außer B12 und Vitamin D. Neben reichlich Zink, Magnesium und Kalzium, vielen Ballaststoffen und großen Mengen Vitamin E, enthält die Süßkartoffel mehr Beta-Carotin alle anderen Gemüse. Die in der Süßkartoffel enthaltenen Carotinoide gehören zu den Antioxidantien und diese wichtigen Stoffe wirken nicht nur gegen freie Radikale und entzündungshemmend, sondern auch vorbeugend gegen Krankheiten wie Krebs, Parkinson oder Alzheimer. Süßkartoffeln lassen den Blutzuckerspiegel nur langsam ansteigen. So bleibt man nach dem Verzehr von Süßkartoffeln lange satt und zufrieden.

Kokosblütenzucker-und Kokosblütensirup

Kokosblütenzucker wird aus dem Saft aufgeschnittener Kokosblüten hergestellt. Der Saft wird aufgefangen, gesiebt und auf offenem Feuer zu einem Sirup eingekocht. Die Masse wird daraufhin kristallisiert und gemahlen. Der Geschmack ist karamellartig, und der Zucker zergeht mit seinem niedrigen Schmelzpunkt fast auf der Zunge. Zucker und Sirup enthalten neben Mineralstoffen wie Magnesium, Eisen, Zink und Kalium den Ballaststoff Inulin, der gut für Darm und Knochen ist. Kokosblütenzucker- und Sirup haben einen niedrigen glykämischen Index und lassen den Blutzuckerspiegel kaum ansteigen. Heißhungerattacken werden somit verhindert. Der Vorteil von Kokosblütenzucker ist, dass er genauso verwendet werden kann wie Haushaltszucker. Da er auch die annähernd gleiche Süßkraft besitzt, können Rezepte eins zu eins übernommen werden.

Reissirup

Der Reissirup wird hergestellt, wenn Reismehl mit Wasser eingekocht wird und dann zu Sirup verarbeitet wird. Besonders bei einer Fruktoseintoleranz ist der Reissirup geeignet, da dieser keine Fruktose enthält. Außerdem Glukose, Maltose und Mehrfachzucker genannt Oligosaccharide. Bevor sie ins Blut gehen müssen diese vom Körper erst in Einfachzucker umgewandelt werden. Dadurch steigt der Blutzuckerspiegel nur langsam an. Reissirup ist nur etwa halb so süß wie Haushaltszucker und hat eine leicht malzige und nussige Note. Außerdem ist er reich an Mineralstoffen wie Magnesium, Kalium und

Eisen. Reissirup kann im gleichen Verhältnis zu Honig, Agavendicksaft oder Ahornsirup ersetzt werden. Der Geschmack vom Gebäck variiert dann jedoch.

Dattelsirup

Dattelsirup wird aus dem reinen Blütensaft der Kokospalme gewonnen, enthält viele Mineralstoffe wie Kalium und hat einen niedrigen glykämischen Index. Weshalb er besonders gut für Diabetiker geeignet ist. Er eignet sich perfekt zum Süßen von Backwaren und ist auch in kalter Flüssigkeit gut löslich. Der Dattelsirup hat einen kräftigen Eigengeschmack und eine stärkere Süßkraft als Haushaltszucker und sollte daher etwas sparsamer dosiert werden.

Getreidemehle

Dinkelmehl

Das gesündere Getreide Dinkel liefert mehr Vitamine sowie hochwertigeres Eiweiß als Weizen und punktet mit seinem höheren Mineralstoffgehalt. Wer mit Dinkelmehl backt, stellt seinem Körper zum Beispiel reichlich Eisen, Magnesium, Zink, Mangan und Kupfer zur Verfügung, aber auch wichtige ungesättigte Fettsäuren sind mit dabei. Zudem hat es einen hohen Ballaststoff-und Proteingehalt und ist wegen des enthaltenen Glutens bestens zum Backen geeignet. Gluten setzt sich aus Eiweißen zusammen und wird deshalb auch als Klebereiweiß bezeichnet. Gluten klebt den Teig sozusagen zusammen. Für süße und herzhafte Hefe-, Rühr und Mürbeteige eignet sich Vollkorn Dinkelmehl gleichermaßen. Das Mehl hat eine stimmungsaufhellende Wirkung, da es ein hohes Tryptophan-Level- dabei handelt es sich um eine essentielle Aminosäure, die sich nach der Aufnahme in Serotonin umwandelt, ein Hormon, das den Gemütszustand positiv beeinflusst.

Reismehl

Reismehl aus braunem Reis wird aus dem vollen Korn gemahlen und hat eine hellbraune Farbe. Es ist sehr nahrhaft, enthält viele Vitamine, Mineralien und Ballaststoffe und eignet sich für Süßes und Herzhaftes. Reismehl schmeckt mild, leicht nussig und lässt sich daher für Muffins, Kuchen oder Kekse verwenden.

Allerdings kann Weizenmehl nicht einfach durch Reismehl in den Rezepten ersetzt werden, denn es klebt weniger. Deshalb werden meistens mehr Eier benötigt, um eine schöne Klebrigkeit herstellen zu können. Oder man mischt es mit anderen Mehlen wie Dinkel. Reismehl nimmt auch erst unter Hitze Flüssigkeit auf, jedoch nicht im kalten Zustand.

Hafer

Aus den ganzen Haferkörnern werden zarte und auch kernige Haferflocken gepresst und enthalten die Nährstoffe aus dem vollen Korn. Hafer enthält viel B-Vitamine und Mineralstoffe wie Eisen, Kalzium und Zink. Er besitzt reichlich der lebensnotwendigen Fettsäuren und wertvollen Eiweiße. Es hat einen mild nussigen Geschmack. Hafermehl sollte man mit gluten haltigen Mehlsorten mischen, da es sich allein nicht zum Backen eignet. Aus Hafermehl kann man süßes aber auch herzhaftes Gebäck herstellen.

Kamut

Kamut ist wie alle Getreide ein ausgesprochen nahrhaftes und gesundes Lebensmittel. Im Vergleich zu modernen Weizensorten hat das Urgetreide aber noch einige Pluspunkte zu bieten. Kamut enthält bis zu 40% mehr Proteine.

Auch bei den Mineralstoffen kann Kamut Punkte sammeln, denn das Getreide bringt einen bis zu 35% höheren Anteil an Magnesium und Zink. Hinzu kommen beachtliche Mengen an B-Vitaminen und Vitamin E. Ebenfalls besonders reichlich vertreten ist das Spurenelement Selen, das für gute Haut und kräftige Haare Bedeutung hat. Mit über 10 g Ballaststoffen liefern schon 100 g Kamut außerdem mehr als ein Drittel der täglich empfohlenen Menge.

Kamut schmeckt ähnlich wie herkömmlicher Weizen mild und dabei leicht nussig.

Mit Kamut kann man backen wie mit herkömmlichem Weizen oder Dinkel.

Wichtig: wenn man mit Kamut Brot oder Brötchen backen möchte, damit sich das Klebereiweiß optimal entfalten kann und der Teig im Backofen gut aufgeht, sollten Sie ihn immer mindestens 40 Minuten gehen lassen.

Teffmehl

Ein trendiges glutenfreies Mehl, das ausgesprochen gut schmeckt und viele wertvolle Nährstoffe, wie einen hohen Eisengehalt und viele Ballast-und Mineralstoffe wie Kalzium, Magnesium und Zink. enthält. Teffmehl hat zwei ganz besondere Eigenschaften, zum einen ist es frei von Klebereiweiß, hat aber im Gegensatz zu anderen glutenfreien Mehlen trotzdem genug Bindekraft für Teige aller Art.

Hinzu kommt eine weitere erfreuliche Besonderheit: Teffmehl besitzt eine Art natürlichen Wasserspeicher bzw. nimmt besonders viel Flüssigkeit auf. Das macht Teige aus Teffmehl super saftig und sorgt dafür, dass Brot oder Kuchen lange frisch und lecker bleiben.

Hergestellt wird Teffmehl aus den winzig kleinen Körnchen des Teff, auch Zwerghirse genannt. Im Geschmack ist es aromatisch und leicht nussig.

Im Gegensatz zu herkömmlichem Mehl bekommt Teffmehl außerdem häufig auch denjenigen, die einen empfindlichen Magen und Darm haben oder unter Reizdarm-Symptomen leiden.

Glutenfrei Backen

Was ist Gluten und worin ist es enthalten?

Gluten ist ein natürlicher Bestandteil von Weizen, Roggen, Gerste, Hafer, Grünkern, Dinkel und weiteren verwandten Getreidearten und Urkornarten (z. B. Kamut). Es setzt sich aus Eiweißen zusammen und wird deshalb auch als Klebereiweiß bezeichnet. Gluten klebt Teig sozusagen zusammen. Es sorgt für die Wasserbindung im Teig, die Elastizität und auch dafür, dass Gebäck länger frisch bleibt. Ohne Gluten werden Kuchen, Brot und Co. Somit brüchig. Das heißt jedoch nicht, dass es absolut unerlässlich ist. Wer glutenfrei backt, muss nur ein paar Dinge beachten.

Was ist beim Ersetzen von herkömmlichen Mehl zu beachten?

Weizen-, Roggen- oder Dinkelmehl lässt sich leider nicht ohne weiteres im gleichen Verhältnis ersetzen, unter anderem auch da einer glutenfreien Mehlmischung auch ein Bindemittel zugegeben werden muss. Generell gilt: Das optimale Verhältnis für eine Allzweck-Mehlmischung ist 2 Teile glutenfreie Mehle (manchmal reicht auch 1 Teil) plus 1 Teil glutenfreies Stärkemehl und 1 Bindemittel. Eine solche Mischung entspricht herkömmlichem Allzweckmehl und kann problemlos zum Backen von Kuchen, Muffins oder Keksen verwendet werden.

Beispiel für eine Allzweck-Mehlmischung

Für rund 460 g benötigen Sie:

- 320 g braunes Reismehl
- 100 g Kartoffelstärke
- 40 g Tapiokamehl

Glutenfreie Mehlmischungen, egal welcher Art verhalten sich Backen zudem nicht wie Weizen-oder Roggenmehl. Der Teig braucht mehr Flüssigkeit und wird deshalb nicht so fest wie glutenhaltige Teige. Aber Vorsicht: Lassen Sie sich davon nicht aus dem Konzept bringen und halten sich strikt an das Rezept. Denn geben Sie mehr Mehl zum Teig, als im Rezept angegeben, erhalten Sie später trockenes hartes Gebäck. Um Brot und Kuchen nicht auszutrocknen, ist es außerdem ratsam den Backofen auf Ober- und Unterhitze einzustellen. **Sie sollten übrigens auch auf die Kennzeichnung des Backpulvers achten, nicht jedes Backpulver ist glutenfrei. Mit Weinstein-Backpulver sind Sie in der Regel jedoch auf der sicheren Seite und es ist phosphatfrei.**

Mit welchen Mehlen lässt sich glutenhaltiges Mehl ersetzen

Generell wird zwischen gluten freien Mehlen, Stärkemehlen und Bindemitteln unterschieden, wobei manche Stärkemehle auch als Bindemittel fungieren und umgekehrt. So können Sie alle Komponenten nach Belieben kombinieren und sich an verschiedenen Geschmacksrichtungen versuchen.

Glutenfreie Mehle

Buchweizenmehl

Buchweizenmehl ist recht dunkel und besticht mit seinem nussigen, würzigen Geschmack. Da es sehr proteinreich ist und so einem herkömmlichen Vollkornmehl gleicht, sollte der Buchweizenmehlanteil relativ gering gehalten werden. Es eignet sich gut zum Backen von Brot, Waffeln oder herzhafte Backwaren.

Amarant Mehl

Auch Amarant Mehl schmeckt leicht nussig und etwas erdig, sodass es sich am besten für herzhaftes Gebäck, wie Pizza, Quiche oder Brot eignet. Wenn du Amarant Mehl verwendest musst du wahrscheinlich etwas mehr Wasser oder Öl an den Teig geben damit er nicht zu trocken wird.

Quinoamehl

Das Mehl wird aus den Samen der Quinoa-Pflanze gewonnen und ist ebenfalls sehr proteinreich. Und dank seiner nussigen, leicht bitteren Aromen macht es sich ähnlich wie Amarant Mehl am besten in Pizza, Brot oder herzhaftem Gebäck.

Hirsemehl

Eher süßlich und mild schmeckt dagegen Hirsemehl. Es eignet sich somit bestens für Muffins, leichte, schnelle Brote und Rührkuchen.

Sorghum-Mehl

Sorghum ist ebenfalls eine Hirseart und ähnlich wie Hirse geschmacklich mild, leicht süßlich und nussig. Es lässt sich für fast alle Backwaren verwenden. Von Brot, Kuchen, Muffins bis hin zu herzhaftem Gebäck. Es ist außerdem reich an Ballaststoffen und Proteinen.

Mandelmehl

Mandelmehl ist nicht nur zum Backen von Brownies oder Muffins gut, Sie können es auch als Paniermehl für Fleisch-und Fischgerichte verwenden. Wie zu vermuten ist es im Geschmack eher nussig. Übrigens können Sie Mandelmehl ebenfalls wie die anderen Mehle zuhause ganz leicht selbst mahlen. **Vorsicht: Nicht zu lange mahlen, sonst erhalten Sie Mandelbutter.**

Sojamehl

Sojamehl hat ebenfalls einen unverwechselbaren, nussigen Eigengeschmack und eignet sich für Kuchen, Pfannkuchen oder Brote gleichermaßen. Wer sich vegan ernährt oder keine Eier verträgt, kann Sojamehl außerdem gut als Ersatz für Eier verwenden.

Kokosmehl

Kokosmehl ist entöltes, getrocknetes und gemahlenes Kokosfleisch. Aus Ernährungssicht punktet es gleich mehrfach. Das Mehl, das eigentlich keines ist, kommt nämlich nicht nur ohne Gluten aus. Es enthält besonders viele Ballaststoffe und Protein sowie vergleichsweise nur sehr wenige Kohlenhydrate und Cholesterin. Wer also Backen will und Probleme mit dem Zuckerstoffwechsel oder gar Diabetes hat, dürfte sich freuen. Weizenmehl kann nicht im gleichen Verhältnis durch Kokosmehl ersetzt werden.

Durch die vielen Ballaststoffe saugt Kokosmehl im Teig extrem Flüssigkeit auf. Das führt dazu, dass viele Kokosmehl-Rezepte eine vergleichsweise geringe Menge enthalten., dafür aber deutlich mehr Milch, Wasser und Eier.

Deshalb mische ich Kokosmehl gerne mit Mandelmehl und gemahlenen Mandeln, um das Ganze zu umgehen.

Gesunde Fett-Alternativen zum Backen

Gesunde Fette, die zum Backen geeignet sind, wie Nussmus, Avocadomus, Kokosöl oder Kakaobutter, sind gegenüber den raffinierten Ölen und industriell gehärteten Fetten, die unter anderem in Margarine stecken viel gesünder, weil sie zum einen viele Vitamine, Mineralstoffe und essenzielle gesunde Fettsäuren enthalten. Diese wirken sich positiv auf den Cholesterinspiegel aus und für lange Zeit kommt kein Heißhunger auf. Ein weiterer Vorteil ist, dass man bei Kokosöl und Nussmus Zucker einsparen kann, da diese eine natürliche Süßkraft haben.

Nussmus

Nussmus ist ein wahres Powerfood geworden und gilt als gesunde Alternative zu Butter und Sahne. Vielseitig wird es auch im Smoothie oder als Brotaufstrich verwendet. Nussmus ist in unterschiedlichen Sorten erhältlich und kann auch leicht selbst hergestellt werden und ist in der veganen Ernährung angesagt. Dass Nüsse besonders gesund sind ist kein Geheimnis. Sie enthalten reichlich gesunde einfach und mehrfach ungesättigte Fettsäuren

Die Omega 3 Fettsäuren nutzt der Körper außerdem zum Zellaufbau. Die gesunden Fette wirken sich positiv auf die Blutfettwerte aus und schützen so die Gefäße vor Verkalkung. Nüsse sind reich an B-Vitaminen, Magnesium, Kalium, Folsäure und Eisen.

Avocadomus

Die Avocado ist die Mutter aller Superfoods und wir in einigen Ländern wegen ihres cremigen Geschmacks auch Butterfrucht genannt.

Sie ist besonders reich an ungesättigten Fettsäuren und die Fette erleichtern dem Körper die Aufnahme anderer, fettlöslicher Nährstoffe, die er sonst nur schwer verwerten kann.

Avocado kannst du beim Backen prima als Ersatzprodukt für herkömmliche Backfette wie Öl, Butter oder Schmalz verwenden. Einfach die gleiche Menge Avocadopüree, statt dem im Rezept angegebenen Fett dazugeben. Das ist nicht nur gesund, sondern auch eine gute vegane Alternative.

Kokosöl

Kokosöl enthält gesunde Fettsäuren, die den Cholesterinspiegel senken können und erhöhen auch gleichzeitig das gute Cholesterin im Blut. Sie gehen schnell ins Blut und werden daher direkt zur Energiegewinnung genutzt. Selbst beim Erhitzen ist Kokosöl das einzige Öl, das seine gesundheitsfördernden Eigenschaften behält. Zur Bereitung von Schokoglasuren ist Kokosöl wie geschaffen, da es erst ab 25 Grad flüssig wird. Prinzipiell kann jedes Backfett durch Kokosöl ersetzt werden. Gerade für Veganer ist es eine perfekte Alternative beim Backen.

Kakaobutter

Das Fett aus den Samen der Kakaopflanze lässt sich sehr leicht verarbeiten, da es bereits bei einer Temperatur von 30 Grad Celsius zu schmelzen beginnt.

Ideal ist das blassgelbe, aromatisch feste Pflanzenfett für die vegane Küche, da es Butter in Kuchen, Keksen und Riegeln ersetzen kann.

Mit ihrem leichten Kakaoaroma ist Kakaobutter außerdem eine feine Zutat für Smoothies aus Früchten und für alle Cremespeisen.

Und natürlich eignet sie sich auch bestens für die Herstellung von Schokolade, Pralinen und Konfekt.

Austauschtipps für Zucker, Mehle und Co.

100 g Zucker	70-80 g Honig, Agavendicksaft, Ahornsirup oder Apfelsirup 120 -140 g Reissirup 110 g -120 g Kokosblütensirup 100 -120 g Kokosblütenzucker 100-120 g reife Bananen, zerdrückt 100-120 g Apfelmark 100 g Dattelpaste 100 g Trockenpflaumenpüree 80 g Dattelsirup
100 g Butter oder Margarine	80 g Kokosöl 80 g Apfelmark + 2 EL Öl oder Nussmus 100 g Avocadomus 100 g reife Banane, zerdrückt
100 g Weizenmehl	100 g Vollkornmehl. 20% mehr Flüssigkeit 80 g Vollkornmehl g Nussmehl +1 Ei+ ca. 30 % mehr Flüssigkeit
1 Ei	1 EL gemahlene Chia-Samen oder Leinsamen in 3 EL Wasser quellen lassen
100 ml Milch	100 ml Nuss-oder Getreidedrink
6 Blatt Gelatine	¾ TL Agar-Agar

Einkaufsliste für Backvorräte

Frische Früchte und Gemüse

(Bananen, Beeren und Kirschen auch zum Einfrieren geeignet)

Obst

- z. B. Äpfel
- Aprikosen
- Avocados
- Bananen (geschält, in Scheiben einfrieren)
- Erdbeeren
- Heidelbeeren
- Himbeeren
- Johannisbeeren
- Kirschen
- Kiwis
- Mangos
- Orangen
- Pflaumen
- Zitronen
- Limetten

Gemüse

- Auberginen,
- Blattspinat,
- Rote Beete,
- Süßkartoffeln
- Zucchini

Gekühlter Vorrat

- Butter

- Buttermilch
- Eier
- frische Hefe
- Frischkäse
- Joghurt
- Mascarpone
- Milch
- Quark
- Sahne

Süßungsmittel, Getreidemehle und Co.

- Honig
- Kokosblütenzucker
- Kokosblütensirup
- Reissirup
- Dattelsirup
- Dinkelmehl
- Kamutmehl
- Reismehl
- Teffmehl
- Weizenmehl
- Kokosmehl
- Haferflocken
- Hirse
- Quinoa
- Buchweizen
- Weinstein-Backpulver
- Natron
- Trockenhefe
- Agar-Agar
- Johannisbrotkernmehl

- Kokosmus
- Mandelmus
- Nussmus
- Kokosöl
- Kakaobutter
- Chia-Samen
- Hanfsamen
- Haselnusskerne
- Mandeln, blanchiert und gemahlen
- Pistazienkerne
- Walnusskerne
- Mohn
- Kokosflocken
- Kokosraspeln
- Datteln
- Rosinen
- Goji-Beeren
- Getrocknete Sauerkirschen
- Trockenpflaumen
- Getrocknete Aprikosen
- Kokosnussdrink
- Haferdrink
- Mandeldrink
- Vanillepulver
- Bittermandelöl
- Rosenwassert
- Kakao (stark entölt)
- Matcha
- Zimt

Die Rezeptideen Backzutaten und Toppings-einfach selbst gemacht

Zuckerfreies Marzipan

Zutaten für 200 g

Zutaten:

- 100 g fein gemahlene Mandeln
- 2 Tropfen Bittermandelöl
- 2 EL kaltes Wasser
- 2 Tropfen Rosenwasser

Zubereitung:

1. Alle Zutaten in eine Schüssel geben und mit einem Mixer gut vermengen.
2. Sobald die Masse fest wird, mit den Händen kneten, bis eine einheitliche Masse entsteht.
3. Die fertige Marzipanmasse sofort genießen oder zu Rollen formen und in Frischhaltefolie im Kühlschrank bis zu 4 Wochen haltbar.

Nährwerte für 200 g Marzipan	
Kalorien	**644 kcal**
Fett	**57 g**
Kohlenhydrate	**4,3 g**
Eiweiß	**23,7 g**

Schnelle Himbeer-Marmelade

Zutaten für 1 Glas (100 ml)

Zutaten:

- 100 g Himbeeren
- ¼ TL Zitronensaft
- 1 Dattel
- ¼ TL gemahlene Vanille

Zubereitung:

1. Die Himbeeren im Mixer mit dem Zitronensaft und einer Dattel zerkleinern, bis ein Mus entsteht.
2. Die gemahlene Vanille untergeben und nochmal verrühren. Die Himbeer-Marmelade in ein gut gereinigtes Glas füllen und gut verschließen.
3. Diese Marmelade hält sich im Kühlschrank einige Tage.

Nährwerte für 115 g	
Kalorien	**62 kcal**
Fett	**0,5 g**
Kohlenhydrate	**8,6 g**
Eiweiß	**1,5 g**

Erdbeer-Marmelade

Zutaten für 2 Gläser (a 100 ml)

Zutaten:

- 250 g Erdbeeren
- 1 TL Agar-Agar
- 5 EL Reissirup
- 1 EL Wasser
- 1TL Zitronensaft
- ½ TL gemahlene Vanille

Zubereitung:

Die gewaschenen Früchte in einen kleinen Topf füllen und pürieren. Dabei können, wenn ihr stückige Marmelade bevorzugt, auch gerne noch ein paar Stücke übrigbleiben.
1 TL Agar-Agar in etwas Wasser auflösen. Gemeinsam mit dem Reissirup zu den Erdbeeren geben und alles gemeinsam aufkochen lassen. Für etwa 3-4 Minuten köcheln lassen und dabei gut umrühren.
Die heiße Marmelade in das saubere Glas füllen. Das Glas sofort verschließen, auf den Kopf stellen und warten bis die Marmelade komplett erkaltet ist. Anschließend dunkel und kühl aufbewahren und genießen.

Nährwerte für 230 g	
Kalorien	**251 kcal**
Fett	**1,5 g**
Kohlenhydrate	**55,3 g**
Eiweiß	**3,6 g**

Apfelmus ohne Zucker

Zutaten für 3 Gläser (a 250 ml)

Zutaten:

- 1000 g Äpfel
- Mark 1 Vanilleschote
- 100 ml Wasser
- 1 Prise Zimt

Zubereitung:

Zunächst werden die Äpfel von der Schale und dem Kerngehäuse befreit, geviertelt und dann zusammen mit dem Wasser in einen Topf gegeben, um alles aufkochen zu lassen und anschließend weitere 15 Minuten weiter köcheln zu lassen.

In der Zwischenzeit die Einweckgläser heiß ausspülen und für etwa 10 Minuten (mit der Öffnung nach oben) in den auf 120 C° vorgeheizten Backofen stellen.

Nun das Vanillemark zusammen mit der Prise Zimt zu den zusammengefallenen Äpfeln geben und mit dem Pürierstab pürieren.

Die fertige Masse wird nun in die sterilen Gläser gefüllt, die anschließend verschlossen auf den Kopf gestellt werden, so dass ein Vakuum entsteht und der Apfelmus darin in Ruhe abkühlen kann.

Nährwerte für 3 Gläser		**Für 1 Glas**
Kalorien	**559 kcal**	**186,3 kcal**
Fett	**1,2 g**	**0,4 g**
Kohlenhydrate	**147,9 g**	**49,3 g**
Eiweiß	**3,3 g**	**1,1 g**

Express-Dattelmus

Zutaten für 2 Gläser (a 250 ml)

Zutaten:

- 500 g Datteln
- 600 ml Wasser

Zubereitung:

1. Die entkernten Datteln mit kochendem Wasser übergießen und 10-15 Minuten lang einweichen lassen.
2. Anschließend pürieren und fertig ist das Express-Dattelmus.
3. Zur Aufbewahrung das Dattelmus umgehend im Kühlschrank lagern und dort ist es bis zu 1 Woche haltbar.

Nährwerte für 2 Gläser		**Für 1 Glas**
Kalorien	**1450 kcal**	**725 kcal**
Fett	**2,5 g**	**1,25 g**
Kohlenhydrate	**325 g**	**162,5 g**
Eiweiß	**9,5 g**	**4,8 g**

Kokosdrink

Zutaten für 1 Flasche (1 Liter)

Zutaten:

- 50 g Kokosraspel
- 1 Liter heißes Wasser
- ¼ TL gemahlene Vanille
- 1 Prise Salz

Zubereitung:

1. Die Kokosraspel in eine ausreichend große Schüssel geben und mit 1 Liter heißem, aber nicht mehr kochenden Wasser übergießen und 10 Minuten quellen lassen.
2. Die gequollenen Kokosraspel mit dem Wasser in einen hohen Mixbecher geben und per Stabmixer fein pürieren. Alternativ im Standmixer pürieren.
3. Ein feines Sieb mit einem sauberen Tuch (z. B. ein Mulltuch) auslegen und das Sieb über eine Schüssel hängen. Die pürierte Masse in das Sieb gießen und abkühlen lassen. Das Tuch anschließend nach oben zusammen nehmen und die Kokosflocken kräftig auspressen.
4. Der Kokosdrink hält sich 2-3 Tage im Kühlschrank

Nährwerte für 1 Liter		**Für 100 ml**
Kalorien	**335 kcal**	**33,5 kcal**
Fett	**31,6 g**	**3,2 g**
Kohlenhydrate	**4,6 g**	**0,5 g**
Eiweiß	**4 g**	**0,4 g**

Mandelmilch

Zutaten für 1 Flasche (1 Liter)

Zutaten:

- 200 g Mandeln in Bio-Qualität
- 0,5 -1 Liter Wasser
- ¼ TL gemahlene Vanille

Zubereitung:

1. Weiche die Bio-Mandeln über Nacht in reichlich kaltem Wasser ein.
2. Gieße das Wasser ab und mahle die Mandeln in einem Mixer fein.
3. Gieße das Mus mit einem halben Liter bis Liter (je nach gewünschtem Mandelanteil) frischem Wasser auf.
4. Mische alles gut in einem Mixer durch.
5. Die gemahlene Vanille hinzufügen.
6. Drücke den wässrigen Brei durch ein feines Sieb oder ein dünnes Tuch, um die festen Bestandteile der Mandelmilch zu entfernen.
7. Im Kühlschrank ist sie bis zu vier Tage haltbar.

Nährwerte für 1 Liter		**Für 100 ml**
Kalorien	**1224 kcal**	**122,4 kcal**
Fett	**106,1 g**	**10,6 g**
Kohlenhydrate	**11,7 g**	**1,2 g**
Eiweiß	**48,1 g**	**4,8 g**

Kokosmus

Zutaten für 2 Gläser (a 250 ml)

Zutaten:

- 400 g Kokosflocken
- 1 EL Kokosöl

Zubereitung:

1. Die Kokosflocken in den Mixer geben und mixen. Das Kokosmus darf nicht zu heiß werden. Bitte die Temperatur kontrollieren.
2. Zimmerwarmes Kokosöl dazugeben und mixen bis eine glatte Masse entsteht.
3. Das Kokosmus in gründlich gereinigte Gläser geben und gut verschließen.
4. Im Kühlschrank ist es bis zu 4 Wochen haltbar.

Nährwerte für 2 Gläser		**Für 1 Glas**
Kalorien	**2620 kcal**	**1310 kcal**
Fett	**267 g**	**133,5 g**
Kohlenhydrate	**25,6 g**	**12,8 g**
Eiweiß	**22,5 g**	**22,5 g**

Mandelmus

Zutaten für 2 Gläser (a 250 ml)

Zutaten:

- 500 g Mandelkerne (ungeschält)
- 1 Prise Salz
- 1 Prise Zimt

Zubereitung:

1. Den Backofen auf 150 Grad bei Ober-/Unterhitze für ca. 5 Minuten vorheizen. Die Mandeln auf einem Backblech ausbreiten und für ca. 5-7 Minuten rösten. Die Cremigkeit des Mandelmus hängt mit der Röstzeit zusammen. Die Mandeln nicht länger als 7 Minuten rösten. Jetzt die Mandeln aus dem Backofen nehmen und etwas abkühlen lassen.
2. Nun die Mandeln mit einer Prise Salz und Zimt in den Mixbehälter geben und die Mandeln auf niedrigster Geschwindigkeits-Stufe für ca. 1 Minute mixen, bis ein Mehl entstanden ist. Kurze Pause machen und die Masse von den Behälterinnenwänden nach unten drücken.
3. Im nächsten Mixdurchgang wieder auf kleinster Stufe für ca. 30 Minuten starten und langsam auf Maximum hochregeln. –ca. 2 Minuten weitermixen. Das Mandelmehl verändert sich jetzt zu einer breiigen Masse, da das Öl der Mandeln auszutreten beginnt. Wieder eine kurze Pause von 30 Sekunden machen. Den vorherigen Mixdurchgang wiederholen. Nach weiteren 2 Minuten Mixzeit entsteht ein seidig-glattes Mandelmus.

Nährwerte für 2 Gläser		**Für 1 Glas**
Kalorien	**3228 kcal**	**1614 kcal**
Fett	**280 g**	**140 g**
Kohlenhydrate	**27,6 g**	**13,8 g**
Eiweiß	**121 g**	**60,5 g**

Erdnussmus

Zutaten für 1 Glas (300 ml)

Zutaten:

- 230 g Erdnüsse, geröstet
- 1 Prise Salz
- 2 EL Erdnussöl

Zubereitung:

1. Die Erdnüsse mit den restlichen zutaten zusammen in den Mixer geben.
2. Je kürzer die Masse zerkleinert wird, desto mehr Nussstückchen bleiben erhalten. So kann man variieren, ob man das Erdnussmus lieber crunchy oder doch lieber creamy mag. Ist die Masse zu fest, kann nach Belieben noch etwas Öl dazugegeben werden.
3. Nach dem Mixen ist die Erdnussbutter aufgrund der entstandenen Hitze noch etwas flüssig. Diese kann nun in das Glas gegossen, und im Kühlschrank gelagert werden. Im Kühlschrank hält sich das Erdnussmus ca. 6 Wochen.

Nährwerte für 1 Glas	
Kalorien	**1555 kcal**
Fett	**120,6 g**
Kohlenhydrate	**21,9 g**
Eiweiß	**62,1 g**

Vegane Schokolade

Zutaten für 1 Tafel 100 g

Zutaten:

- 70 g Kakaobutter
- 50 g ungesüßtes Kakaopulver
- 2 EL Kokosblütensirup
- Mark 1 Vanilleschote

Zubereitung:

1. Die Kakaobutter bei geringer Hitze im Wasserbad schmelzen. Das Wasser sollte nicht wärmer als 50 Grad sein. Nun den Kakao unterrühren und mit Kokosblütensirup abschmecken. So lange rühren, bis eine gleichmäßig, cremige und klümpchenfreie Konsistenz entsteht.
2. Die Masse in eine geeignete Form gießen. Es gibt auch spezielle Schokoladenformen.
3. Die Schokolade mindestens zwei Stunden im Kühlschrank abkühlen lassen, bis sie fest wird. Aus der Form pressen und als Backzutat verwenden oder pur Stück für Stück genießen.
4. Die selbstgemachte Schokolade solltest du am besten im Kühlschrank aufbewahren, da sie schneller schmilzt als industriell hergestellte Schokolade, und so auch länger haltbar ist.

Nährwerte für 100 g	
Kalorien	**844 kcal**
Fett	**81 g**
Kohlenhydrate	**14 g**
Eiweiß	**10 g**

Karamell

Zutaten für 1 Glas (100 ml)

Zutaten:

- 100 g Datteln
- 50 ml Kokosmilch oder Mandelmilch
- 1 EL Kokosblütensirup
- 1 Prise gemahlene Vanille
- 1 Prise Salz

Zubereitung:

1. Die Datteln entkernen und in kleine Stücke schneiden. Mit den übrigen Zutaten in den Mixbecher geben und fein pürieren.
2. Ein Einmachglas gut reinigen und das Karamell hineinfüllen und gut verschließen.
3. Im Kühlschrank ist das Karamell gut 2 Wochen haltbar.

Nährwerte für 1 Glas	
Kalorien	**348 kcal**
Fett	**1,1 g**
Kohlenhydrate	**75,8 g**
Eiweiß	**2,4 g**

Schokoglasur dunkel

Zutaten für 100 g

Zutaten:

- 80 g Soft Datteln ohne Steine
- 2 EL Kakaopulver
- 100 ml Kokosnuss Drink
- 60 g Kakaobutter
- 1 Prise gemahlene Vanille

Zubereitung:

1. Die Milch erwärmen. Die Datteln etwas zerkleinern und in einem leistungsstarken Mixer mit der erhitzten Kokosmilch fein pürieren. Nach und nach kleine Stücke Kakaobutter hinzufügen. Anschließend den Kakao in kleinen Portionen unter ständigem Mixen hinzufügen. Die Sauce so lange mixen, bis sie fein und glänzend ist.
2. Anschließend kann die Glasur wie gewohnt z. B. für Torten, Früchte, als Schokoladenfondue u.v.m. verarbeitet werden.
3. Torten und Kuchen sollten idealerweise mindestens 12 Stunden vor dem Servieren glasiert und kühl gestellt werden. So wird die Glasur dicker.

Nährwerte für 100 g	
Kalorien	**890 kcal**
Fett	**67,4 g**
Kohlenhydrate	**57,5 g**
Eiweiß	**8 g**

Schokoglasur weiß

Zutaten für 100 g

Zutaten:

- 50 g Kakaobutter
- 3 EL Kokosöl
- 1 EL Mandelmus
- 1 Prise gemahlene Vanille
- 2 EL Reissirup

Zubereitung:

1. Bei niedriger Temperatur die Kakaobutter und das Kokosöl über dem Wasserbad schmelzen. Mandelmus, Vanille, Reissirup untergeben und mit einem Schneebesen verrühren.
2. Zum Abkühlen für ca. 10 Minuten in den Kühlschrank stellen.

Nährwerte für 100 g	
Kalorien	**1006 kcal**
Fett	**100,1 g**
Kohlenhydrate	**25 g**
Eiweiß	**3,9 g**

Krokant

Zutaten für 1 Glas 150 g

Zutaten:

- 60 g gehackte Mandeln
- 60 g gehackte Haselnusskerne
- 2 EL Kokosblütenzucker
- 1 EL Kokosöl

Zubereitung:

1. Die gehackten Mandeln und Haselnusskerne in einer Pfanne leicht anrösten. In einer Schüssel die Haselnusskerne und die Mandeln zusammen mit dem Kokosblütenzucker mischen.
2. In einen kleinen Topf das Kokosöl schmelzen. Die Nussmischung hinzugeben und bei mittlerer Hitze ca. 5 Minuten karamellisieren. Immer wieder umrühren.
3. Nusskrokant aus dem Topf nehmen und abkühlen lassen.
4. Luftdicht verschlossen ca. 3 Monate haltbar.

Nährwerte für 150 g	
Kalorien	**980 kcal**
Fett	**84,8 g**
Kohlenhydrate	**25,2 g**
Eiweiß	**19,4 g**

Sahne aus Kokosmilch

Zutaten für 200 g

Zutaten:

- 2 Dosen Kokosmilch (800 g)
- ½ Packung gemahlene Vanille
- 1 Prise Salz

Zubereitung:

1. Die Kokossahne muss etwas im Voraus geplant werden. Denn bevor ihr die Kokosmilch zu Sahne schlagen könnt, muss die Kokosnussmilch-Dose mindestens über Nacht in den Kühlschrank. Eine Schüssel aus Metall und die Rührstäbe sollten ebenfalls für 30 Minuten im Kühlschrank stehen.
2. Die Dose mit der Kokosmilch vorsichtig aus dem Kühlschrank holen, den Deckel entfernen und mit einem Löffel das oben schwimmende Kokosfett abschöpfen. Das Kokosfett direkt in die vorgekühlte Schüssel geben. Mit dem Handrührgerät das Fett etwa 1-2 Minuten steif schlagen und nun die restlichen Zutaten hinzufügen.
3. Die Sahne hält sich etwa 3 Tage im Kühlschrank, am besten frisch verwenden.

Nährwerte für 200 g	
Kalorien	**1779 kcal**
Fett	**176.7 g**
Kohlenhydrate	**29,6 g**
Eiweiß	**14 g**

Frühstück

Obst-Pizza

Zutaten für 2 Stück

Zutaten:

- 1 EL Leinsamen, geschrotet
- 100 g zarte Haferflocken
- 50 g Apfelmark

Für die Sauce:

- 30 g Himbeeren
- 70 g griechischer Joghurt
- ½ TL gemahlene Vanille

Für den Belag:

- 50 g gemischte Beeren
- 1 EL Mandelkerne

Zubereitung:

1. Den Backofen auf 175 C° Umluft vorheizen. Für den Teig den Leinsamen mit 3 EL Wasser verrühren und 5-10 Minuten quellen lassen. In einem Hochleistungsmixer die Haferflocken zu Mehl verarbeiten.
2. Nun das Hafermehl mit den aufgequollenen Leinsamen und dem Apfelmark zu einem glatten Teig verkneten. Den Teig auf einem mit Backpapier ausgelegten Backblech zu 2 Pizzaböden formen und auf mittlerer Schiene im Backofen für 15 Minuten backen.

3. Für die Himbeersauce die Himbeeren mit dem griechischen Joghurt mit einem Rührstab pürieren. Für den Belag die Beeren waschen und trocken tupfen. Die Mandeln und kleine Stücke hacken.
4. Die Sauce auf die Böden streichen und die Beeren darauf verteilen. Mit den gehackten Mandeln verzieren.

Nährwerte für 2 Stück		**Für 1 Stück**
Kalorien	**623 kcal**	**311,5 kcal**
Fett	**20,6 g**	**10,3 g**
Kohlenhydrate	**75 g**	**37,5 g**
Eiweiß	**25,4 g**	**12,7 g**

Gebackenes Müsli

Zutaten für 2-3 Portionen(Auflaufform 20x15 cm)

Zutaten:

- 100 g Haferflocken
- 1 EL Chia-Samen
- 1 Tasse heißes Wasser
- 150 ml Mandelmilch
- 40 g Rosinen
- 40 g Haselnüsse
- 100 g Heidelbeeren
- 1 Banane
- 1 EL Mandelmus
- 1 EL Reissirup
- 1 Prise Salz
- Kokosöl für die Backform

Zubereitung:

1. Den Backofen auf 180 C° Ober/- und Unterhitze vorheizen. Eine ofenfeste Backform mit Kokosöl einfetten.
2. Haferflocken und Chia-Samen zusammen in eine Schüssel geben. Wasser und Mandelmilch dazu gießen, umrühren und ca. 5 Minuten stehen lassen. Die Haselnüsse grob hacken und die Banane in Scheiben schneiden. Zusammen mit den weiteren Zutaten in die Schüssel und alles gut unterheben. Müsli in die vorbereitete Backform geben und im vorgeheizten Backofen auf der mittleren Schiene für ca. 35 Minuten goldbraun backen.
3. Das gebackene Oatmeal duftet herrlich. Ich serviere es gerne mit etwas Joghurt als Topping.

Nährwerte für 3 Portionen		Für 1 Portion
Kalorien	1308 kcal	436 kcal
Fett	62,2 g	20,7 g
Kohlenhydrate	140,1 g	46,7 g
Eiweiß	29,9 g	10 g

Schoko- Pfannkuchen mit Nice-Cream

Zutaten für 4 Stück

Zutaten:

- 125 g Vollkornmehl
- 2 EL Kakaopulver
- 2 Eier
- 250 ml Mandelmilch
- 1 EL Kokosöl

Für die Creme:

- 2 Bananen
- 400 g Magerquark
- 2 EL Mandelmus
- 1 TL gemahlene Vanille

Zubereitung:

1. Am Vorabend die Banane, Quark, gemahlene Vanille und Mandelmus im Standmixer zu einer Masse pürieren und in den Gefrierschrank geben.
2. Die Zutaten für den Pfannkuchen vermengen und in einer mit Kokosöl eingefetteten Pfanne ausbacken (kann auch am Vortag gemacht werden).
3. Abkühlen lassen.
4. Vor dem Verzehr die Creme aus dem Gefrierschrank holen, unter heißem Wasser aus der Schale lösen und zusammen mit etwas Milch in den Stabmixer geben und eine Creme herstellen.
5. Nun die Creme auf eine Hälfte des Pfannkuchen geben, etwas auf die Lasche und zusammenklappen. Mit Bananenscheiben, Kakaonibs und Mandelmus dekorieren.

Nährwerte für 4 Stück		Für 1 Stück
Kalorien	1538 kcal	384,5 kcal
Fett	51,9 g	13 g
Kohlenhydrate	156,6 g	39,2 g
Eiweiß	90,7 g	22,7 g

Apfel-Zimt Granola

Zutaten für 2 Vorratsgläser a 2 Liter

Zutaten:

- 140 g Haferflocken
- 70 g Mandeln
- 35 g Pekannüsse
- 50 g Kürbiskerne
- 100 g Sonnenblumenkerne
- 70 g Leinsamen
- 4 TL Zimt
- 4 EL Reissirup
- 3 EL Kokosöl
- 50 g getrocknete Apfelchips

Zubereitung:

Den Backofen auf 180 C° Ober/- und Unterhitze vorheizen.

Mandeln und Pekannüsse grob hacken und in eine Schüssel geben. Haferflocken, Kürbiskerne, Sonnenblumenkerne, Leinsamen und Zimt dazugeben. Trockene Zutaten vermischen.

In einer Pfanne das Kokosöl zusammen mit dem Reissirup erwärmen. Die Mischung zu den trockenen Zutaten in eine Schüssel geben und alles gut miteinander vermischen.

Das Backblech mit Kokosöl einfetten. Die Müsli-Mischung darauf verteilen und im vorgeheizten Backofen auf mittlerer Schiene für ca. 35-40 Minuten goldbraun backen.

Nach Belieben nach dem Backen noch getrocknete Früchte wie Rosinen oder Cranberries untermischen. Das vollständig abgekühlte Granola in Vorratsdosen abfüllen.

Nährwerte für 2 Gläser		**Für 1 Glas**
Kalorien	**3159 kcal**	**1579,5 kcal**
Fett	**211,1 g**	**105,6 g**
Kohlenhydrate	**194,2 g**	**97,1 g**
Eiweiß	**107,7 g**	**53,9 g**

Früchtebrot

Zutaten für 1 Brot = 20 Scheiben

Zutaten:

- 125 g getrocknete Feigen
- 125 g Rosinen
- 150 g getrocknete Cranberries
- 350 ml Apfelsaft
- 1 Bio-Orange
- 50 g Haselnüsse
- 50 g Walnüsse
- 100 g gemahlene Mandeln
- 250 g Dinkelmehl
- 2 TL Weinstein-Backpulver
- 2 TL Zimt
- 2 EL Reissirup

Zubereitung:

1. Die Trockenfrüchte klein schneiden und in einer Schüssel mit Apfelsaft etwa 20-30 Minuten einweichen.
2. Den Backofen auf 200 C° Ober/- und Unterhitze vorheizen.
3. Die Orange gut waschen und die Hälfte der Schale fein reiben. Die Orange auspressen. Orangensaft und die Orangenschale mit in die Schüssel geben.
4. Die Nüsse grob hacken und in einer heißen Pfanne kurz anrösten.
5. Die restlichen Zutaten mit in die Schüssel geben und alles zu einem dicken Teig verarbeiten. Den Früchtebrot-Teig in die entweder eingeölte oder mit Backpapier ausgelegte Kastenbackform geben und 50-60 Minuten backen. Nach 50

Minuten die Stäbchenprobe machen und vor dem Verzehr gut auskühlen lassen.

Nährwerte für 1 Brot		**Für 1 Scheibe**
Kalorien	**3669 kcal**	**183,5 kcal**
Fett	**127,3 g**	**6,4 g**
Kohlenhydrate	**518,8 g**	**26 g**
Eiweiß	**83,1 g**	**4,2 g**

Schoko Granola mit Kokos

Zutaten für 2 Vorratsgläser a 2 Liter

Zutaten:

- 50 g Haferflocken, kernig
- 50 g Dinkelflocken
- 50 g Haferkleie
- 25 g Kokoschips
- 40 g Kakaopulver
- 25 g Reissirup
- 25 g Kokosöl

Zubereitung:

1. Nachdem du den Backofen auf 140 C° Umluft vorgeheizt hast, vermischst du die Hafer-und Dinkelflocken mit der Haferkleie und den Kokoschips. Dann erwärmst du das Kakaopulver zusammen mit dem Reissirup und dem Kokosöl in einem Topf. Wenn alle Zutaten zerschmolzen sind, können sie gründlich verrührt werden.
2. Gieße diese heiße Mischung nun über die Flocken und verrühre das Ganze erneut, bis keine Klümpchen mehr vorhanden sind. Bedecke ein Backblech mit Backpapier und verteile das Granola darauf. Backe es nun 12 bis 15 Minuten lang im Ofen, bis das Knuspermüsli goldbraun geworden ist. Lasse es zum Schluss abkühlen und brich es auseinander. Luftdicht verpackt hält das Granola bis zu zwei Monate.

Nährwerte für 2 Gläser		**Für 1 Glas**
Kalorien	**2585 kcal**	**1293 kcal**
Fett	**216,8 g**	**108,4 g**
Kohlenhydrate	**110,7 g**	**55,4 g**
Eiweiß	**32,6 g**	**16,3 g**

Frühstücks-Muffins

Zutaten für 8 Stück

Zutaten:

- 150 g Haferflocken
- 150 ml Mandelmilch
- 100 g Sojajoghurt
- 2 EL Mandelmus
- 2 EL Apfelmark
- Mark 1 Vanilleschote
- 1 TL Weinstein-Backpulver
- 100 g getrocknete Cranberries
- 1 EL Leinsamen
- 1 Prise Salz
- 1 EL Kokosfett

Zubereitung:

1. Den Backofen auf 180 C° Umluft vorheizen.
2. Eine Muffinform mit Kokosfett einfetten oder Papierförmchen nutzen.
3. Haferflocken, Leinsamen, Weinstein-Backpulver und Salz in einer Schüssel vermengen.
4. ‚In einer weiteren Schüssel Mandelmilch, Vanillemark, Mandelmus, Apfelmark und Joghurt verrühren.
5. Nun die trockenen und die feuchten Zutaten miteinander vermengen.
6. Nur solange rühren, bis alle Zutaten gleichmäßig feucht sind.
7. Zum Schluss die Cranberries unterrühren.

8. Den Teig in die Förmchen füllen und im vorgeheizten Backofen für ca. 25-30 Minuten backen. Wenn der Teig beim Stäbchentest nicht kleben bleibt, sind sie fertig.

Nährwerte für 8 Muffins		**Für 1 Muffin**
Kalorien	**1383 kcal**	**172,9 kcal**
Fett	**49,3 g**	**6,2 g**
Kohlenhydrate	**184,9 g**	**23,1 g**
Eiweiß	**35,6 g**	**4,5 g**

Frühstücks-Kekse

Zutaten für 12 Stück

Zutaten:

- 250 g Apfelmark
- 80 ml Kokosöl
- 80 ml Honig
- 1 Apfel
- 120 g zarte Haferflocken
- 90 g Vollkornmehl
- ½ TL Weinstein-Backpulver
- 1 TL Zimt
- 1 Prise Salz
- 30 g Walnusskerne

Zubereitung:

1. Den Backofen auf 175 C° vorheizen. Ein Backblech mit Backpapier auslegen.
2. In einer großen Schüssel das Apfelmark, Öl Honig und geraspelten Apfel zusammenmischen.
3. In einer zweiten Schüssel die Haferflocken, Mehl, Weinstein-Backpulver, Zimt und Salz vermengen. Nun die trockenen in die flüssigen Zutaten geben und mit einem Rührbesen nur soweit mischen, bis eine einheitliche Masse entstanden ist. Die Walnüsse hinzu geben.
4. Nun den Teig mit einem gehäuften Esslöffel auf das Backblech geben. Etwas Abstand lassen, da sie noch aufgehen.
5. 15-20 Minuten backen. Nicht wundern, die Kekse fühlen sich weich an, das ist normal.

Nährwerte für 12 Stück		Für 1 Stück
Kalorien	2128 kcal	177,3 kcal
Fett	110,5 g	9,2 g
Kohlenhydrate	239 g	19,9 g
Eiweiß	33,5 g	2,8 g

Pancakes mit Schokosauce

Zutaten für 2 Portionen (8 Stück)

Zutaten:

- 100 g Vollkorn-Dinkelmehl
- 50 g zarte Haferflocken
- 1 TL Weinstein-Backpulver
- 2 EL Kakaopulver
- ½ TL Zimt
- ½ TL gemahlene Vanille
- 1 kleine reife Banane
- 200 ml Mandelmilch
- 100 ml Mineralwasser
- 2 EL Kokosöl
- 1 EL Apfelessig

Für die Schokosauce:

- 1 EL Kokosöl
- 2 EL Mandelmus
- 1 EL Kakaopulver

Zubereitung:

1. Für die Schokosauce das Kokosöl erwärmen. Das flüssige Kokosöl mit dem Mandelmus und dem Kakao verrühren.
2. Für die Pancakes die Haferflocken in einem Standmixer zu feinem Mehl vermahlen. Das Hafermehl zusammen mit dem Vollkorn-Dinkelmehl, Weinstein-Backpulver, Kakao, Zimt, gemahlener Vanille und 1 Prise Salz in einer Schüssel vermengen. Die Banane in Würfel schneiden und im Mixer mit der Mandelmilch fein pürieren.

3. Die Banen-Mandelmilch zu den trockenen Zutaten geben und mit einem Schneebesen zu einer glatten Masse verrühren. Esslöffelweise Mineralwasser unter den Teig rühren. 1 Esslöffel Kokosöl erwärmen und mit dem Essig ebenfalls unter den Teig rühren.
4. Kokosöl in der Pfanne erhitzen und immer 2 Esslöffel Teig in die Pfanne geben und bei mittlerer Temperatur zu Pancakes ausbacken. Nach ca. 4 Minuten wenden. Die Pancakes sind fertig, wenn sie goldbraun sind.
5. Die Pancakes mit Schokosauce auf einem Teller servieren.

Nährwerte für 8 Stück		**Für 1 Stück**
Kalorien	**1384 kcal**	**168,5 kcal**
Fett	**74,6 g**	**9,3 g**
Kohlenhydrate	**127,7 g**	**16 g**
Eiweiß	**37,4 g**	**4,7 g**

Brot und Brötchen

Quarkbrot

Zutaten für 1 Brot = 25 Scheiben

Zutaten:

- 500 g Magerquark
- 500 g Dinkelmehl
- 2 Päckchen Weinstein-Backpulver
- 60 g Mandelmus
- 1 TL Meersalz

Zubereitung:

1. Den Backofen auf 200 C° Ober/-und Unterhitze vorheizen.
2. Alle Zutaten mit einem Handmixgerät verrühren.
3. Die Masse zu einem Brotlaib formen.
4. Bei 200 C° für 45-60 Minuten backen.

Nährwerte für 1 Brot		Für 1 Scheibe
Kalorien	**2508 kcal**	**100,3 kcal**
Fett	**48,4 g**	**1,9 g**
Kohlenhydrate	**365,9 g**	**14,6 g**
Eiweiß	**146,1 g**	**5,8 g**

Bananenbrot

Zutaten für 1 Brot = 25 Scheiben

Zutaten:

- 3 reife Bananen
- 30 g Kokosöl
- 3 Eier
- 3 EL Reissirup
- 1 TL Zimt
- ½ TL gemahlene Vanille
- ½ TL Natron
- 1 EL Zitronensaft
- 220 g gemahlene Mandeln
- 30 g gemahlene Leinsamen
- 1 Prise Salz

Zubereitung:

1. Den Backofen auf 170 C° Umluft vorheizen. Eine Kastenbackform von ca. 22 cm mit Backpapier auslegen.
2. Die Bananen und das Kokosöl in einer Schüssel mit der Gabel zerdrücken. Reissirup, Zimt, gemahlene Vanille, Eier, Natron Zitronensaft und 1 Prise Salz hinzufügen und verrühren.
3. Gemahlene Mandeln und Leinsamen unterrühren. Den Teig in die vorbereitete Backform füllen und für ca. 1 Stunde bei 170 C° Umluft auf mittlerer Schiene backen.
4. Vor dem Herausnehmen die Stäbchenprobe machen. Das Bananenbrot ist gar, wenn an einem in der Mitte eingestochenen Stäbchen kein Teig mehr haftet. Das Brot nach der Hälfte der Backzeit eventuell mit Backpapier abdecken, wenn es zu stark bräunt.

5. Das fertige Bananenbrot herausnehmen und etwas auskühlen lassen. Das Bananenbrot schmeckt köstlich lauwarm oder abgekühlt mit etwas Butter bestrichen. Eingewickelt in Backpapier kann das Brot bis zu 5 Tage aufbewahrt werden.

Nährwerte für 1 Brot		**Für 1 Scheibe**
Kalorien	**2574 kcal**	**103 kcal**
Fett	**174,9 g**	**7 g**
Kohlenhydrate	**143,6 g**	**5,7 g**
Eiweiß	**84,4 g**	**3,4 g**

Apfel Nuss Brot

Zutaten für 1 Brot = 25 Scheiben

Zutaten:

- 1 Apfel
- 1 TL Zimt
- 50 g Haselnüsse
- 50 g Mandelmehl
- 40 g Kokosmehl
- 40 g Leinmehl
- ½ Päckchen Weinstein-Backpulver
- 1 TL Salz
- 10 g Flohsamenschalen gemahlen
- 2 Eier
- 1 TL heller Essig
- 80 ml Mandelmilch
- 15 g Kokosöl
- 100 g Creme Fraiche

Zubereitung:

1. Den Backofen bei 175 C° Umluft vorheizen.
2. Alle Zutaten gut mischen und 10 Minuten quellen lassen. Wenn zu trocken noch etwas Mandelmilch dazugeben, wenn es zu flüssig sein sollte noch etwas Mehl dazu.
3. Das Brot in eine Kastenform (22 cm) geben. Bei 175 C° für ca. 30 Minuten backen. Dann weiterbacken bei 160 C° für weitere 20-25 Minuten. Auskühlen lassen und genießen.

Nährwerte für 1 Brot		Für 1 Scheibe
Kalorien	**1471 kcal**	**58,8 kcal**
Fett	**100,4 g**	**4,1 g**
Kohlenhydrate	**45,7 g**	**1,8 g**
Eiweiß	**68,8 g**	**2,8 g**

Quinoa-Hirse-Brot

Zutaten für 1 Brot=14 Scheiben

Zutaten:

- 450 ml lauwarmes Wasser
- 1 Würfel frische Hefe
- 200 g Roggenmehl
- 30 g Sauerteig, getrocknet
- 180 g Dinkelmehl
- 100 g Haferflocken
- 60 g Quinoa
- 30 g Hirse
- 4 TL Salz
- 1 TL Agavendicksaft

Zubereitung :

1. Die Hefe, Sauerteig und Wasser in eine Rührschüsssel geben und unter Rühren alles auflösen. Dann alle weiteren Zutaten zufügen und alles zu einem geschmeidigen Teig, z. B. mit einem Holzlöffel verrühren. Nur so lange rühren bis keine Mehlnester mehr im Teig zu sehen sind.
2. Den Teig an einem warmen Ort abgedeckt für ca. 60 Minuten gehen lassen.
3. Den Teig nun auf die gut bemehlte Arbeitsfläche geben. Dann den Teig mit bemehlten einmal von links zur Mitte klappen, dann von rechte, dann von oben und schließlich von unten, um eine gewisse Spannung im Teig zu erzeugen.

4. Das Brot in einen ausgefetteten Römertopf oder in einen mit Backpapier ausgelegten Kochtopf legen.
5. Im nicht vorgeheizten Backofen bei 180 Grad Ober- und Unterhitze auf der mittleren Einschubleiste für 55-65 Minuten backen.

Nährwerte für 1 Brot		**Für 1 Scheibe**
Kalorien	**2082 kcal**	**148,7 kcal**
Fett	**19,9 g**	**1,4 g**
Kohlenhydrate	**390,7 g**	**27,9 g**
Eiweiß	**76,4 g**	**5,5 g**

Kerniges Walnussbrot

Zutaten für 1 Brot = 20 Scheiben

Zutaten:

- 550 g Dinkelvollkornehl
- ½ Würfel frische Hefe
- 330 ml lauwarmes Wasser
- 3 EL Olivenöl
- 75 g Walnüsse, leicht gehackt
- 40 g Leinsamen
- 40 g Sonnenblumenkerne
- 60 g Kürbiskerne
- 7 EL Grünkernschrot (alternativ Roggenmehl)
- 1 Prise Salz

Zubereitung:

1. Das Dinkelmehl in eine große Rührschüssel füllen, in der Mitte ein Loch formen. Die Hefe zerbröseln und im lauwarmen Wasser anrühren und in die Mulde füllen. Mit etwas Mehl bedecken und zugedeckt ca. 20 Minuten gehen lassen. Anschließend die restlichen Zutaten zugeben und mit der Hand oder einem knethaken so lange kneten, bis sich der Teig leicht von der Schüssel lösen lässt.
2. Zugedeckt ca. 2 Stunden an einem warmen Ort gehen lassen. Dafür eignet sich der Backofen bei ca. 50 Grad, wenn die Ofentür einen Spalt offen gelassen wird.
3. Der Teig sollte sein Volumen nach den 2 Stunden ungefähr verdoppelt haben. Den Ofen auf 175 Grad ,Umluft vorheizen und

den Teig nochmals kräftig mit den Händen durchkneten. Falls er zu klebrig sein sollte, einfach ein wenig Dinkelmehl einkneten. Ist er zu trocken, den Teig mit etwas Wasser benetzen und weiter kneten. Der Teig ist ideal, wenn er sich glatt anfühlt und weder klebt, noch trocken und rissig ist.

4. Auf einem mit Backpapier ausgelegten Backblech einen Brotlaib formen und das Brot ca., 45 Minuten backen. Es geht dabei noch einmal schön auf und kommt knusprig aus dem Ofen.

Nährwerte für 1 Brot		**Für 1 Scheibe**
Kalorien	**3763 kcal**	**188 kcal**
Fett	**164,6 g**	**8,2 g**
Kohlenhydrate	**392,5 g**	**19,6 g**
Eiweiß	**132,4 g**	**6,6 g**

Vollkornbrötchen

Zutaten für 8 Brötchen

Zutaten:

- 80 g gemahlene Mandeln
- 2 EL Kokosmehl
- 30 g Leinsamenmehl
- 2 TL Weinstein-Backpulver
- 5 Eier
- 40 g Kokosöl
- 1 Prise Salz
- 1 EL Apfelessig
- 1 EL Leinsamen

Zubereitung:

1. Den Backofen auf 180 C° Umluft vorheizen.
2. Gemahlene Mandeln, Kokosmehl, Leinsamenmehl, Salz und Weinstein-Backpulver vermischen.
3. Eier, geschmolzenes Kokosöl und Apfelessig hinzufügen und alles gut vermischen.
4. 8 kleine Brötchen formen und auf ein mit Backpapier ausgelegtes Blech legen.
5. Mit Leinsamen bestreuen.
6. Für 15 Minuten backen.

Nährwerte für 8 Brötchen		**Für 1 Brötchen**
Kalorien	**1865 kcal**	**233 kcal**
Fett	**143,5 g**	**17,9 g**
Kohlenhydrate	**22,5 g**	**2,8 g**
Eiweiß	**102,2 g**	**12,8 g**

Milchbrötchen

Zutaten für 8 Stück

Zutaten:

- 250 g Dinkelmehl 630
- 150 ml lauwarme Mandelmilch
- 10 g frische Hefe
- 30 g Butter
- 2 EL Reissirup
- 1 Prise Salz
- 1 Eigelb

Zubereitung:

1. Die Hefe in lauwarmer Milch mit Reissirup auflösen. Die Butter schmelzen und dazugeben. Nun das Mehl mit dem Salz hinzugeben und zu einem Teig verkneten. Der Teig wird sehr weich.
2. Abgedeckt an einem warmen Ort 1 Stunde gehen lassen.
3. Eine Unterlage gut bemehlen und den Teig nochmals kurz durchkneten. Dann in 8 gleichgroße Teile teilen. Jedes Teil nochmals in 3 kleine Teile unterteilen, in Stränge rollen und daraus Zöpfe flechten.
4. Auf dem Backblech abgedeckt nochmals 30 Minuten gehen lassen. Dann mit einem verquirlten Eigelb bestreichen.
5. Im vorgeheizten Backofen bei 180 C° Ober/- und Unterhitze ca. 20 Minuten backen.

Nährwerte für 8 Stück		Für 1 Stück
Kalorien	**1255 kcal**	**156,9 kcal**
Fett	**39,7 g**	**5 g**
Kohlenhydrate	**184,4 g**	**23,1 g**
Eiweiß	**42 g**	**5,3 g**

Quarkbrötchen

Zutaten für 8 Brötchen

Zutaten:

- 250 g Magerquark
- 250 g Vollkorn-Dinkelmehl
- 1 Ei
- 1 Päckchen Weinstein-Backpulver
- 2 EL Pinienkerne

Zubereitung:

1. Den Backofen auf 190 C° Umluft vorheizen.
2. Alle Zutaten miteinander verrühren und zu einem glatten Teig verarbeiten.
3. Den Teig in 8 Teile zu Brötchen formen und auf ein mit Backpapier ausgelegtes Backblech legen.
4. Auf mittlerer Schiene im vorgeheizten Backofen für 20 Minuten goldbraun backen.

Nährwerte für 8 Brötchen		**Für 1 Brötchen**
Kalorien	**1294 kcal**	**161,8 kcal**
Fett	**27,1 g**	**3,4 g**
Kohlenhydrate	**183,2 g**	**22,9 g**
Eiweiß	**75,8 g**	**9,5 g**

10-Minuten Fitnessbrötchen

Zutaten für 4 Stück

Zutaten:

- 100 g Haferkleie, alternativ Hafer- oder Dinkelflocken
- 50 g Dinkelvollkornmehl, alternativ gemahlene Mandeln
- 180 g Magerquark
- 20 g Leinsaat, geschrotet oder ganz, alternativ Chiasamen
- 50 ml Mandelmilch
- 1 MS. Trockenhefe
- ½ Päckchen Weinstein-Backpulver
- 1 Eigelb zum Bestreichen

Zubereitung:

1. Den Backofen auf 190 C° (Umluft) vorheizen.
2. Alle Zutaten (außer dem Eigelb) in einer Schüssel miteinander vermischen.
3. Teig zu 4 Brötchen formen und auf ein mit Backpapier ausgelegtes Backblech setzen.
4. Für 10 Minuten im Backofen backen.
5. Nach dem Backen etwas abkühlen lassen und genießen.

Nährwerte für 4 Brötchen		**Für 1 Brötchen**
Kalorien	**853 kcal**	**213,3 kcal**
Fett	**21,9 g**	**5,5 g**
Kohlenhydrate	**101,8 g**	**25,5 g**
Eiweiß	**51,8 g**	**13 g**

Schnelles Vollkornbrot

Zutaten für 1 Brot = 20 Scheiben

Zutaten:

- 500 g Dinkelvollkornmehl
- 150 g Körner (geschrotete Leinsamen, Sonnenblumen, Sesam, Chia, Walnüsse)
- ½ EL Salz
- ½ Liter lauwarmes Wasser
- 1 Würfel Hefe
- 2 EL Apfelessig

Zubereitung:

1. Das Dinkelvollkornmehl, die Körnermischung und das Salz in eine große Schüssel geben und vermischen.
2. Das lauwarme Wasser mit dem Apfelessig mischen und in eine kleine Schale geben. Die Hefe zerbröseln und hinzugeben. Verrühren und wenn diese sich aufgelöst hat ebenfalls in die große Schüssel geben.
3. Den Teig so lange mit dem Knethaken des Handrührgeräts oder mit einem Löffel vermischen bis keine trockenen Stellen mehr zu sehen sind. Bei Bedarf noch etwas Wasser hinzufügen.
4. In eine mit Backalufolie ausgelegte Kastenform einfüllen. Oder mit Backpapier. Nicht einfetten, da das Fett ranzig werden kann. Die Backfolie eignet sich am besten, da sie sich super an die Form anpasst.
5. Die Oberfläche mit Wasser bestreichen und mit ein paar Körnern bestreuen.
6. Dann in den kalten Backofen auf den Rost in die Mitte stellen und bei 180 Grad Ober-/Unterhitze ca. 1 Stunde backen.

7. Auf den Boden des Backofens eine Keramikschüssel mit Wasser stellen. Dies sorgt für eine knusprige Kruste.

Nährwerte für 1 Brot		Für 1 Scheibe
Kalorien	**2696 kcal**	**149,8 kcal**
Fett	**83,7 g**	**4,2 g**
Kohlenhydrate	**335,9 g**	**16,8 g**
Eiweiß	**122,3 g**	**0,6 g**

Kleingebäck

Donuts

Zutaten für 10 Stück

Zutaten:

- 200 g Dinkelmehl hell
- 100 g Dinkelmehl dunkler (Typ 1050)
- 125 ml Mandelmilch
- 75 g Butter
- 2 Eier
- 50 g Honig
- 1 TL Trockenhefe
- ½ TL Salz
- 20 g flüssige Butter zum Bestreichen

Zutaten Topping:

- Schoko Glasur:
- 25 g Kokosöl zerlassen
- 2 TL Kakaopulver
- 2 TL Reissirup

Zubereitung:

1. Die Butter schmelzen und abkühlen lassen. Milch lauwarm erwärmen. Mehl in eine Schüssel geben. Auf der einen Seite das Salz und auf der anderen Seite die Trockenhefe in die Schüssel geben und separat unter das Mehl mischen. In eine zweite Schüssel die flüssige Butter, Milch, Eier und den Honig geben und miteinander verquirlen. Die flüssigen Zutaten unter die trockenen Zutaten heben, bis ein weicher Teig entsteht.

2. Die Schüssel mit dem Teig mit Frischhaltefolie und einem Geschirrtuch abdecken. Bei Raumtemperatur für ca. 3 Stunden stehen lassen. Anschließend für ca. 12 Stunden in den Kühlschrank stellen. Dieser Schritt darf für die Entwicklung des Teigs nicht verkürzt werden. Der Teig kann 2-3 Tage im Kühlschrank aufbewahrt werden. Teig herausnehmen und auf gut bemehlter Arbeitsfläche ca. 1,5 cm dick ausrollen. Einmal umdrehen und Arbeitsfläche nochmals leicht bemehlen, damit der Teig nicht auf der Arbeitsfläche klebt. Mit geeigneten runden Ausstechformen ca. 8 cm große Teigstücke ausstechen. Mit der Rückseite einer Spritztülle ein Teigloch in der Mitte ausstechen.
3. Donuts auf ein mit Backpapier ausgelegtes Backblech legen und zugedeckt für 30 Minuten bei Raumtemperatur aufgehen lassen. Backofen auf 190 C° Ober/- und Unterhitze vorheizen. Donuts mit etwas flüssiger Butter bestreichen und auf mittlerer Schiene für ca. 14-15 Minuten backen. Während des Backens die Donuts im Auge behalten, damit diese nicht zu dunkel werden.

Zubereitung Topping:

1. Für die Schoko Glasur das zerlassene Kokosöl mit dem Kakaopulver und dem Reissirup verrühren. Donuts in die Glasur tauchen und nach Belieben mit gehackten Nüssen, Beeren oder buntem Zuckerdekor bestreuen.

Nährwerte für 10 Donuts		**Für 1 Donut**
Kalorien	**2116 kcal**	**105,8 kcal**
Fett	**121,9 g**	**12,2 g**
Kohlenhydrate	**191,7 g**	**19,2 g**
Eiweiß	**54 g**	**5,4 g**

Süße-Waffeln

Zutaten für 4 Waffeln

Zutaten:

- 100 g Vollkorn-Dinkelmehl
- 1 EL Weinstein-Backpulver
- ½ TL gemahlene Vanille
- 1 Prise Salz
- 1 EL Kokosöl
- 80 g Apfelmark
- 50 ml Mandelmilch
- 2 Eier

Zubereitung:

1. Für den Waffelteig, Vollkorn-Dinkelmehl, Weinstein-Backpulver, gemahlene Vanille und 1 Prise Salz miteinander vermischen. Das Kokosöl erwärmen.
2. Das Apfelmark mit der Mandelmilch mit dem Rührbesen cremig verrühren und nach und nach die Eier untergeben. Das Kokosöl unterrühren und zum Schluss die Mehlmischung.
3. Das Waffeleisen erhitzen und mit dem Kokosöl einfetten.
4. Mit einem Esslöffel, Teig in das Waffeleisen geben und nach Gebrauchsanweisung ca. 4 Waffeln aus dem Teig backen.
5. Mit frischen Früchten garnieren und servieren.

Nährwerte für 4 Waffeln		Für 1 Waffel
Kalorien	702 kcal	175,5 kcal
Fett	27,7 g	6,9 g
Kohlenhydrate	82,2 g	20,6 g
Eiweiß	28 g	7 g

Schokomuffins

Zutaten für 6 Stück

Zutaten:

- 100 g gemahlene Mandeln
- 1 Banane
- 2 Eier
- 50 ml Mandelmilch
- 3 EL Reissirup
- 1 EL ungesüßtes Kakaopulver
- 1 TL Weinsteinbackpulver
- 1 Prise Salz
- 1 TL Kokosöl

Zubereitung:

1. Den Backofen auf 180 Grad Ober- und Unterhitze vorheizen. Alle Zutaten in einen Standmixer geben und gut pürieren, dass die Mandeln fein gemahlen werden und in die Muffin-Förmchen abfüllen. Natürlich funktioniert es auch mit einem normalen Pürierstab.
2. Anschliessend ca. 20 Minuten in der Mitte des vorgeheizten Backofens backen.

Nährwerte für 6 Muffins		Für 1 Muffin
Kalorien	**1195 kcal**	**199,2 kcal**
Fett	**74,7 g**	**12,5 g**
Kohlenhydrate	**77,2 g**	**1,2 g**
Eiweiß	**42,2 g**	**7 g**

Beeren-Quarkmuffins

Zutaten für 12 Stück

Zutaten:

- 2 Bananen
- 1 Ei
- 100 g Magerquark
- 1 TL Zimt
- 4 EL Olivenöl
- 40 g Kokosblütenzucker
- 120 g Vollkornmehl
- 200 g zarte Haferflocken
- 300 g Beerenmischung ungezuckert
- 20 g Mandelblättchen

Zubereitung:

1. Den Backofen auf 175 C° Umluft vorheizen.
2. Den Magerquark in ein mit Küchenpapier ausgelegtes Sieb geben und ca. 20 Minuten abtropfen lassen.
3. In einer Schüssel die Bananen mit einer Gabel zu Püree drücken.
4. Nun das Ei, den abgetropften Magerquark, Zimt, Olivenöl und Zucker hinzugeben und mit dem Rührbesen vermengen.
5. Das Vollkornmehl, Haferflocken und Backpulver in einer separaten Schüssel vermengen und zum Bananenmix geben.
6. Die Beeren und Nüsse unterheben.
7. Die Muffinförmchen befüllen und im Backofen für 25 Minuten backen.
8. Den Magerquark in ein mit Küchenpapier ausgelegtes Sieb geben und ca. 20 Minuten abtropfen lassen.

Nährwerte für 12 Muffins		Für 1 Muffin
Kalorien	2525 kcal	210,4 kcal
Fett	89,4 g	7,5 g
Kohlenhydrate	325,9 g	27,2 g
Eiweiß	71,1 g	5,9 g

Apfel-Zimtschnecken

Zutaten für 16 Stück

Zutaten:

- 350 g Dinkelmehl
- 170 ml warme (Mandel)-Milch
- ½ Würfel frische Hefe
- 40 g Butter
- 2 EL Reissirup
- ½ TL Salz
- ½ TL Zimt
- ½ TL Kardamon
- 100 g getrocknete Datteln ohne Stein
- 150 ml Wasser
- 50 g geschmolzene Butter
- 1 TL Zimt
- ½ TL Kardamon
- 1 Apfel

Zubereitung:

1. Für den Hefeteig die Hefe in der lauwarmen Milch auflösen. Milch mit dem Mehl, Salz und dem Reissirup zu einem Hefeteig verkneten. An einem warmen Ort mindestens 45 Minuten gehen lassen, bis sich das Volumen des Teigs verdoppelt hat.
2. Den Backofen auf 175 C° Umluft etwa 15-20 Minuten vorheizen. Den Apfel waschen, entkernen und in ganz kleine Würfel schneiden.
3. Die Datteln zusammen mit dem Wasser in der Küchenmaschine pürieren. Mit der Butter und dem Zimt und dem Kardamon verrühren.

4. Den Hefeteig zu einem großen Rechteck ausrollen.
5. Mit der Dattel-Zimt-Masse bestreichen und mit den Apfelstückchen belegen, dabei etwa 1-2 cm Rand freilassen. Von der langen Seite aufrollen und in ca. 2 cm dicke Scheiben schneiden.
6. Auf 2 Backblechen verteilen und im vorgeheizten Backofen etwa 15-20 Minuten backen, bis die Apfel-Zimt-Schnecken goldbraun sind. Am besten schmecken sie noch ganz frisch und lauwarm.

Nährwerte für 16 Stück		**Für 1 Stück**
Kalorien	**2399 kcal**	**149,9 kcal**
Fett	**87,6 g**	**5,5 g**
Kohlenhydrate	**344,8 g**	**21,6 g**
Eiweiß	**59,3 g**	**3,7 g**

Kleine Zimtschnecken

Zutaten für 7 Mini-Zimtschnecken

Zutaten für den Teig:

- 125 g Dinkelmehl
- ¼ Päckchen Trockenhefe
- 80 ml Mandelmilch
- 1/2 EL Kokosblütensirup
- 1 Prise Salz

Zutaten für die Füllung:

- 50 g Butter oder 40 g Kokosöl
- 1 EL Kokosblütenzucker
- 4 EL Kokosblütensirup
- 1 EL Zimt

Zubereitung:

1. Die Zutaten für den Teig in eine Schüssel geben und gut vermengen. Anschließend mit den Händen 5 Minuten zu einem geschmeidig-glatten Teig verkneten.
2. Zu einer Kugel formen, wieder in die Schüssel geben und mit einem sauberen Küchentuch abdecken.
3. An einem warmen Ort eine Stunde gehen lassen. Wer es besonders eilig hat, kann den Teig auch im leicht angewärmten Backofen 30 Minuten gehen lassen. (Nicht zu warm, sonst geht die Hefe kaputt.
4. In der Zwischenzeit die Butter oder das Kokosöl bei niedriger Hitze schmelzen und Kokosblütenzucker und Zimt hinzugeben und zu einer sirupartigen, dickflüssigen Masse verrühren.
5. Den Backofen auf 180 C° Ober/- und Unterhitze vorheizen.

6. Hat sich das Teigvolumen verdoppelt, ist er soweit und kann auf einer gut bemehlten Arbeitsfläche zu einem Rechteck, etwa 1 cm dick, ausgerollt werden.
7. Etwa die Hälfte der Zimt-Sirupmasse in eine Mini-Auflaufform (max. 15 x 20 cm) gießen.
8. Mit einem Messer in gleich große Stücke schneiden und nebeneinander in die Auflaufform setzen. Auf mittlerer Schiene 20-25 Minuten backen.
9. Anschließend die Backform auf einen Teller stürzen und mit der restlichen Sirupmasse beträufeln.
10. Warm schmecken die Zimtschnecken besonders gut. Du kannst aus den Mini-Schnecken natürlich auch einfach große Zimt-Schnecken machen. Dazu einfach von allem die doppelte Menge nehmen und in einer großen Form backen.

Nährwerte für 7 Stück		**Für 1 Stück**
Kalorien	**1045 kcal**	**149,2 kcal**
Fett	**41,4 g**	**5,9 g**
Kohlenhydrate	**145,7 g**	**20,8 g**
Eiweiß	**20,6 g**	**2,9 g**

Scones mit Blaubeeren

Zutaten für 1 Springform 20 cm (8 Stück)

Zutaten:

- 120 g gemahlene Mandeln
- 100 g Blaubeeren
- 50 ml Mandelmilch
- 30 g Kokosmehl
- 3 EL Reissirup
- 2 EL Kokosöl
- 1 Ei
- 1 TL gemahlene Vanille
- 1 TL Weinstein-Backpulver
- 1 Prise Salz

Für die Glasur:

- 2 EL Blaubeeren/Heidelbeeren
- 1 EL Kokosöl
- 1 TL Reissirup

Zubereitung:

1. Den Backofen auf 170 C° Umluft vorheizen.
2. Das Kokosöl erwärmen, damit es flüssig wird.
3. In einer Rührschüssel werden alle trockenen Zutaten miteinander verrührt. In einer weiteren Schüssel alle flüssigen Zutaten, sowie der Reissirup.
4. Mit Hilfe einer Küchenmaschine oder per Hand, die flüssigen Zutaten unter die trockenen heben, bis ein leicht fester Teig entsteht. Sollte der Teig zu fest werden, kann ein wenig mehr Mandelmilch dazu gegeben werden.

5. Die Beeren vorsichtig unter den Teig heben. Dazu eignet sich am besten ein Teigschaber.
6. Die Springform mit Backpapier auslegen und den Teig in die Springform geben. Anschließend die Teigoberfläche mit weiteren Beeren garnieren.
7. Die Springform für ca. 20-25 Minuten in den Backofen schieben, bis die Scones eine schöne goldbraune Farbe erhalten
8. Während die Scones im Ofen backen, wird die Glasur hergestellt. Durch das enthaltene Kokosöl, wird die Glasur hergestellt. Durch das enthaltene Kokosöl wird die Glasur im Kühlschrank nach kurzer Zeit fest. Die glasierten Scones schmecken aber auch sehr lecker wenn die Glasur noch leicht flüssig ist.
9. Alle Zutaten für die Glasur werden mit einem Stabmixer verrührt. Das Kokosöl sollte auch hier wieder flüssig aber nicht zu warm sein.
10. Nachdem die Scones fertig gebacken sind, die Glasur mit einem Löffel über die Scones geben und sie damit nach Lust und Laune glasieren.

Nährwerte für 8 Stück		**Für 1 Stück**
Kalorien	**1558 kcal**	**194,8 kcal**
Fett	**118,1 g**	**14,8 g**
Kohlenhydrate	**67 g**	**8,4 g**
Eiweiß	**42,6 g**	**5,3 g**

Müsliriegel

Zutaten für 12 Müsliriegel

Zutaten:

- 10 g Mandeln
- 10 g Sonnenblumenkerne
- 75 g getrocknete Aprikosen
- 75 g getrocknete Sauerkirschen
- 1 Apfel
- 75 g Haferflocken
- 75 g Vollkorn-Reismehl
- 2 EL Reissirup

Zubereitung:

1. Den Backofen auf 180 C° Umluft vorheizen.
2. Den Apfel fein reiben und die Mandeln, Kerne und Trockenfrüchte klein hacken.
3. Diese Mischung mit den anderen Zutaten vermengen.
4. Die Masse anschließend auf einem mit Backpapier belegten Backblech etwa 1-1,5 cm dick ausstreichen und im vorgeheizten Backofen bei 180 C° Umluft etwa 30 Minuten backen.
5. Noch warm in Riegel schneiden und abkühlen lassen.
6. Luftdicht und kühl verpackt halten die Riegel mindestens 1 bis zwei Wochen.

Nährwerte für 12 Riegel		**Für 1 Riegel**
Kalorien	**1164 kcal**	**97 kcal**
Fett	**20,5 g**	**1,7 g**
Kohlenhydrate	**215,1 g**	**17,9 g**
Eiweiß	**28,4 g**	**2,4 g**

Brownies ohne Backen mit Himbeer-Topping

Zutaten für 1 Form (17x10)= 8 Stück

Zutaten für den Boden:

- 70 g gemahlene Mandeln
- 12 Datteln
- 4 EL Kakao
- 8 EL Mandelmilch
- ¼ TL gemahlene Vanille

Für das Himbeer-Topping:

- 2 EL Kokosmus
- 400 g Himbeeren
- 3 EL Kokosblütenzucker
- ¼ TL gemahlene Vanille

Zubereitung:

1. Für die Zubereitung des Bodens die Mandeln in den Mixer geben und zu einem groben Pulver vermixen.
2. Die Mandel-Masse zusammen mit den anderen Zutaten für den Teig in eine Rührschüssel geben und mit den Händen zu einem zusammenhängenden schokoladigen Teig verkneten. Er sollte sich problemlos zu einer großen Kugel formen lassen.
3. Den Teig nun in eine Form geben und so auseinander drücken, dass der Boden nicht zu dünn wird.
4. Ich habe den Boden auf einer 17 cm x 10 cm Fläche verteilt.
5. Für das Himbeer-Topping, das Kokosmus erhitzen bis es flüssig wird.

6. Das Kokosmus zusammen mit den Himbeere und den restlichen Zutaten für das Topping in den Mixer geben und zu einer Himbeer-Creme mixen.
7. Die Creme auf dem Brownie-Boden verteilen.
8. Für ein paar Stunden in den Kühlschrank stellen, damit die Himbeer-Creme etwas kompakter werden kann.
9. Mit Himbeeren und Zitronenmelisse verzieren.

Nährwerte für 8 Stück		**Für 1 Stück**
Kalorien	**1441 kcal**	**180 kcal**
Fett	**55,8 g**	**7 g**
Kohlenhydrate	**173,4 g**	**21,7 g**
Eiweiß	**26,7 g**	**3,3 g**

Chocolate-Chip Cookies

Zutaten:

- 60 g Schokolade
- 60 g Kokosöl
- 80 g Kokosblütenzucker
- 180 g geriebene blanchierte Mandeln
- 15 g Kokosmehl
- 1 Ei
- ½ TL Natron
- ½ TL Salz
- 2 TL gemahlene Vanille

Zubereitung:

1. Das geschmolzene und ausgekühlte Kokosöl mit dem Ei schaumig aufschlagen. Kokosblütenzucker, Salz und gemahlene Vanille dazugeben und nochmals mixen.
2. Kokosmehl, gemahlene Mandel und Natron dazugeben und alles gut miteinander vermengen. Die Schokolade in Stücke hacken und untergeben und nochmals mixen.
3. Den Backofen auf 180 C° Ober/- und Unterhitze vorheizen.
4. Eine kleine Menge (etwa 1 Teelöffel) vom Teig abstechen und zu einer Kugel formen, etwas flach drücken und auf ein mit Backpapier ausgelegtes Backblech legen.
5. Für ca. 10 Minuten in den Backofen geben, bis die Kekse etwas Farbe angenommen haben. Die Kekse dürfen in der Mitte ruhig noch etwas weicher sein als am Rand.

Nährwerte für 25 Cookies		**Für 1 Cookie**
Kalorien	**2318 kcal**	**92,7 kcal**
Fett	**180,5 g**	**7,2 g**
Kohlenhydrate	**114 g**	**4,6 g**
Eiweiß	**48,6 g**	**1,9 g**

Mango-Kokos Cookies

Zutaten für 24 Stück

Zutaten:

- 1 reife Mango (ca. 330 g geschält)
- 1 reife Banane
- 120 g feine Haferflocken
- 100 g Dinkelvollkornmehl
- 70 g Kokosraspeln
- 2 EL Kokosraspeln zum Bestreuen
- 1 TL Weinsteinbackpulver
- 100 ml Hafermilch

Zubereitung:

1. Die Mango schälen und in Stücke schneiden. Nun mit der Hafermilch pürieren.
2. Banane mit einer Gabel zerdrücken und dazugeben
3. Mehl, Haferflocken, Kokosraspeln und Backpulver mischen und unterrühren.
4. Mit zwei Löffeln die Cookies formen und auf zwei mit Backpapier ausgelegten Backblechen verteilen. Mit Kokosraspeln bestreuen.
5. Im vorgeheizten Backofen bei 180 °C Ober-Unterhitze ca. 25-30 Minuten goldbraun backen

Nährwerte für 24 Cookies		**Für 1 Cookie**
Kalorien	**1794 kcal**	**74,8 kcal**
Fett	**75,4 g**	**3,1 g**
Kohlenhydrate	**214,1 g**	**8,9 g**
Eiweiß	**45,4 g**	**1,9 g**

Erdnussbutter-Dattel-Kekse

Zutaten für 15 Stück

Zutaten:

- 150 g glutenfreie Haferflocken oder Buchweizenflocken
- 150 g Erdnussbutter
- 250 g sehr weiche, entsteinte Datteln
- eine Prise Salz
- eine Prise Vanille

Zubereitung:

1. Den Ofen auf 180 Grad Ober-/Unterhitze vorheizen.
2. In der Küchenmaschine alle Zutaten zerkleinern, bis ein dicker Teig entsteht.
3. Aus dem Teig ca. 12 Kekse mit einer Dicke von maximal 0,5 cm formen und leicht mit der Gabel platt drücken.
4. Auf eine Backmatte oder Backpapier geben und im Ofen ca. 10 Minuten backen, bis die Kekse leicht goldbraun sind.
5. Auskühlen lassen und mit einem Glas deiner liebsten Pflanzenmilch genießen!

Nährwerte für 15 Kekse		**Für 1 Keks**
Kalorien	**2282 kcal**	**152 kcal**
Fett	**84,7 g**	**5,6 g**
Kohlenhydrate	**285,8 g**	**19,1 g**
Eiweiß	**66,8 g**	**4,5 g**

Kuchen und Torten

Himbeer-Kokos Tarte

Zutaten für 1 Tarte (8 Stücke)

Zutaten:

50 g Himbeeren
1 EL Kokosraspel
75 g Kokosöl
80 g Butter
2 EL Kakaopulver
2 EL Reissirup

Zubereitung:

Für die Himbeer-Kokos-Tarte einen großen tiefen Teller oder eine Kuchenform mit Backpapier auslegen (ein Teller ist ideal, weil die Vertiefung eine gute Form ergibt). Die Beeren und die Kokoschips auf den Teller streuen. Kokosöl und Butter in einer Pfanne oder der Mikrowelle schmelzen (das Kokosöl braucht länger, daher die Butter etwas später hinzugeben). Das Kakaopulver und den Sirup unterrühren, dann über die Beeren und die Kokoschips gießen und 30 Minuten im Kühlschrank fest werden lassen. Zum Servieren entweder in Stücke brechen oder wie eine Torte mit dem Messer anschneiden.

Nährwerte für 8 Stück		**Für 1 Stück**
Kalorien	**1499 kcal**	**187,4 kcal**
Fett	**148,1 g**	**18,5 g**
Kohlenhydrate	**30,3 g**	**3,8 g**
Eiweiß	**8,2 g**	**1 g**

Zupfbrot mit Zimt

Zutaten für 1 Brot (ca. 16 Scheiben)

Zutaten:

- 300 ml ungesüßter Haferdrink
- ½ Würfel (21 g)
- 3 1/2 EL Kokosöl
- 2 EL Kokosblütenzucker
- 50 g Teffmehl (oder Vollkorn-Dinkelmehl)
- 200 g Vollkorn-Dinkelmehl
- 120 g Vollkorn-Weizenmehl
- ¼ TL Salz
- 1 ½ TL Zimt

Zubereitung:

1. In den erwärmten Haferdrink (nicht wärmer als 37 C°)die Hefe klein bröseln. Unter Rühren 2 EL Kokosöl dazugeben bis sich alles aufgelöst hat. Jetzt 1 EL Kokosblütenzucker und Teffmehl unterrühren.
2. In einer Schüssel das Vollkorn-Dinkelmehl und Vollkorn-Weizenmehl, 1 Prise Salz und ½ TL Zimt mischen. Die Hefemischung dazugeben und alles mit dem Handrührgerät (Knethaken) verkneten, bis eine glatte Masse entstanden ist.
3. An einem warmen Ort 1 Stunde gehen lassen.
4. Das restliche Kokosöl in einem Topf erwärmen. Sobald es flüssig geworden ist, den Topf vom Herd nehmen. Den Rest vom Kokosblütenzucker (1 EL) und 1 TL Zimt miteinander vermischen. Den Teig auf einer bemehlten Arbeitsfläche nochmals kräftig durchkneten und rechteckig (30x30) ausrollen.

Nun alles mit dem flüssigen Kokosöl bestreichen und mit der Zucker-Zimt Mischung bestreuen.

5. Jetzt den Teig in gleich große Quadrate, die etwas kleiner als die Form sind schneiden und in ca. 5 Stapeln übereinander legen. Den Stapel nebeneinander mit den Schnittkanten nach oben in die Form legen. Abdecken und nochmals 30 Minuten gehen lassen. Den Backofen auf 175 C° Umluft vorheizen und für ca. 30 Minuten backen, bis das Zupfbrot goldbraun ist. Nach dem Backen, das Zupfbrot kurz auskühlen lassen und danach vorsichtig kopfüber aus der Form lösen. Noch warm mit Mandelmus oder selbstgemachter Marmelade genießen.

Nährwerte für 1 Brot		**Für 1 Scheibe**
Kalorien	**1950 kcal**	**121,9 kcal**
Fett	**59,7 g**	**3,7 g**
Kohlenhydrate	**286,2 g**	**17,9 g**
Eiweiß	**55,3 g**	**3,5 g**

Pfirsich-Apfel Galette mit Karamell

Zutaten für 1 Galette (6 Portionen)

Zutaten für den Teig:

- 200 g Vollkorn-Dinkelmehl
- ½ TL Weinstein-Backpulver
- 2 EL gemahlene Mandeln
- 1 EL Kokosblütenzucker
- 1 Prise Salz
- 60 g Kokosöl
- 100 ml Haferdrink

Zutaten für die Füllung:

- 1 kleiner Apfel
- 1 kleiner Pfirsich
- 1 TL gemahlene Vanille oder Zimt

Zutaten für das Topping:

- 2 EL Walnusskerne
- 2 EL Karamell

Zubereitung:

1. Den Backofen auf 175 C° Umluft vorheizen. Für den Teig das Vollkorn-Dinkelmehl, Weinstein-Backpulver, gemahlenen Mandeln Kokosblütenzucker und Salz in eine Schüssel geben und vermischen.
2. Das erwärmte, flüssige Kokosöl und den Haferdrink nach und nach zur Mehlmischung geben. Alles zusammen zu einem glatten Teig verarbeiten. Das Backblech mit Backpapier auslegen und

den Teig darauf 1 cm dick ausrollen zu einem Kreis mit Durchmesser von 28 cm ausrollen.

3. Den Pfirsich und den Apfel für die Füllung waschen, vierteln, entkernen und in dünne Spalten schneiden. Je nach Geschmack die gemahlene Vanille oder Zimt darüber streuen. Alles zusammen mischen und in der Mitte vom Teig verteilen und ringsherum einen ca. 3 cm freien Rand lassen und den Rand immer nach und nach über die Füllung klappen und leicht andrücken. Im vorgeheizten Backofen für ca. 25 Minuten backen. Inzwischen die Walnusskerne fein hacken.
4. Über die fertige Galette Karamell und die Walnusstückchen verteilen. In Stücke schneiden und servieren.

Nährwerte für 6 Portionen		**Für 1 Portion**
Kalorien	**1813 kcal**	**302 kcal**
Fett	**100,1 g**	**16,7 g**
Kohlenhydrate	**183,8 g**	**30,6 g**
Eiweiß	**43 g**	**7,2 g**

Mandel-Feigen-Tarte

Zutaten für 12 Stücke

Zutaten:

- 6 mittelgroße Eier
- 1 TL Backpulver
- 200 g Mandelmehl
- 3 mittelgroße Orangen (Bio)
- 6 EL Honig
- 1 TL Kokosöl
- 350 g Feigen

Zubereitung:

1. Den Backofen auf 160 Grad Umluft vorheizen. In der Zwischenzeit die Eier in einer großen Schüssel aufschlagen und mit dem Rührgerät auf höchster Stufe schaumig rühren, bis sie hell und luftig sind. Nach und nach Backpulver und Mandelmehl unterheben.
2. 1 Orange heiß abwaschen. Schale fein abreiben. 4 EL Honig in die Ei-Mischung einarbeiten.
3. Eine Tarteform mit Kokosöl einfetten und die Masse hineinfüllen.
4. Die Feigen waschen und je nach Größe vierteln oder achteln. Den Großteil (250 g) mit dem Fruchtfleisch nach oben kreisförmig auf dem Boden verteilen und dabei leicht in den Teig drücken. 30 Minuten goldbraun backen.
5. Währenddessen die restlichen Orangen waschen, Schale abreiben, Saft auspressen. Sie Stücke und den Saft mit 2 EL Honig bei mittlerer Hitze in eine Pfanne geben. Unter Rühren so lange erhitzen, bis ein dickflüssiger Sirup entsteht.

6. Die Tarte aus dem Ofen nehmen und gleichmäßig mit Honig-Orangen-Sirup beträufeln. In 12 Stücke schneiden und mit den restlichen Feigen garniert servieren.

Nährwerte für 12 Stücke		Für 1 Stück
Kalorien	**2064 kcal**	**172 kcal**
Fett	**72 g**	**6 g**
Kohlenhydrate	**1,4 g**	**17 g**
Eiweiß	**144 g**	**12 g**

Schokokuchen

Zutaten für 1 Kuchen = 12 Stücke

Zutaten:

- 100 g Haferflocken
- 50 g gemahlene Mandeln
- 50 g Kakao (ungezuckert)
- 1,5 TL Weinstein-Backpulver
- 1 Prise Salz
- 120 ml Mandelmilch
- 100 g Apfelmark
- 85 g Reissirup
- 70 g Kokosöl

Zutaten Glasur:

- 90 g dunkle Schokolade
- 1 TL Kokosöl

Zubereitung:

1. Den Backofen auf 180 C° Ober/- und Unterhitze vorheizen. Eine Springform von 20 cm fetten und den Boden mit Backpapier auslegen.
2. Die Haferflocken in der Küchenmaschine zu Hafermehl mahlen. Gemahlene Haferflocken, Nüsse, Kakaopulver, Backpulver und Salz in einer Schüssel mischen.
3. Das Kokosöl leicht erwärmen, damit es flüssig wird. Die Mandelmilch auch leicht erwärmen. Kokosöl, Mandelmilch, Apfelmark und Süßungsmittel miteinander vermischen. Die flüssigen Zutaten unter die trockenen Zutaten heben.
4. Den Teig in die vorbereitete Form füllen und den Schokoladenkuchen im vorgeheizten Backofen auf der mittleren

Schiene für ca. 30 Minuten backen. Herausnehmen und abkühlen lassen.

5. Für die Glasur die Schokolade mit dem Kokosöl im Wasserbad schmelzen und über den Kuchen laufen lassen. Den Kuchen mit Kokosraspeln verzieren.

Nährwerte für 1 Kuchen		**Für 1 Stück**
Kalorien	**1623 kcal**	**135,3 kcal**
Fett	**101 g**	**8,4 g**
Kohlenhydrate	**146,6 g**	**12,2 g**
Eiweiß	**27,2 g**	**2,3 g**

Apfelkuchen mit Krokant

Zutaten:

- 2 Äpfel
- 60 g Marzipan
- 75 g Haferflocken, blütenzart
- 100 g weiche Butter
- 150 g Apfelmark
- 2 EL Reissirup
- 4 Eier
- 175 g Vollkorn-Dinkelmehl
- 1 EL Weinstein-Backpulver
- 1 Prise Salz
- 2 EL Mandelmilch
- 50 g Krokant

Zubereitung:

1. Den Backofen auf 175 C° vorheizen. Die Äpfel waschen, schälen und entkernen. Äpfel und Marzipan in mittelgroße Stücke schneiden. In einem Mixer die Haferflocken zu Mehl mahlen.
2. In einer Schüssel Butter, Apfelmark und Reissirup mit dem Handrührgerät verrühren und nach und nach die Eier dazugeben.
3. In einer separaten Schüssel Dinkelmehl, Hafermehl, Weinstein-Backpulver und Salz mischen und zu den anderen Zutaten geben. Alles zusammen zu einem Teig verarbeiten und die Mandelmilch dazugeben.

Nährwerte für 12 Stücke		**Für 1 Stück**
Kalorien	**2836 kcal**	**236,3 kcal**
Fett	**165,4 g**	**13,8 g**
Kohlenhydrate	**250,2 g**	**20,9 g**
Eiweiß	**82,4 g**	**6,9 g**

Blaubeer-Vanille Kuchen

Zutaten für 1 Kuchen = 12 Stücke

Zutaten:

- 100 g weiche Butter
- 1 Ei
- 150 g Dinkelmehl Typ 630
- 100 g gemahlene Mandeln
- 1 Päckchen Vanillepuddingpulver
- 1 Prise Salz
- 3 TL Weinsteinbackpulver
- 90 g griechischer Joghurt
- 90 g Softdatteln
- 125 g Blaubeeren
- Mark einer Vanilleschote oder etwas gemahlene Vanille

Zubereitung:

1. Die Butter mit dem Ei und der Prise Salz verrühren.
2. Die Datteln mit dem griechischen Joghurt pürieren, zum Butter-Ei-Gemisch geben und verrühren.
3. Mehl, Mandeln, Vanillepuddingpulver, Backpulver und Vanillemark vermischen und ebenfalls unterrühren.
4. Zum Schluss vorsichtig die Blaubeeren unterheben. Teig in eine mit Backpapier ausgelegte 20 cm Springform geben und im vorgeheizten Backofen bei 180 °C Ober-Unterhitze ca. 35 Minuten backen.

Nährwerte für 1 Kuchen		**Für 1 Stück**
Kalorien	**2364 kcal**	**197 kcal**
Fett	**150,2 g**	**12,5 g**
Kohlenhydrate	**187,7 g**	**15,6 g**
Eiweiß	**56,9 g**	**4,7 g**

Rhabarberkuchen mit Vanillepudding

Zutaten für 1 Kuchen = 12 Stücke

Zutaten für den Boden:

- 50 g gemahlene Mandeln
- 50 g Dinkelmehl Typ 630
- 40 g Softdatteln
- 25 g Kokosöl
- 1 EL Mandelmilch
- 2 TL Weinsteinbackpulver

Für die Puddingschicht:

- 350 g Apfelmus (ungesüßt, selbstgemacht) bzw. Apfelmark
- 1 Päckchen Vanillepuddingpulver
- 6 EL Mandelmilch
- 120 g Rhabarber (ca. 3 Stangen)

Für die Streusel:

- 10 g Kokosöl
- 20 g Mandeln
- 20 g Dinkelmehl Typ 630
- 20 g Softdatteln

Zubereitung:

1. Die Softdatteln klein schneiden bzw. hacken. Gemahlene Mandeln, Mehl und Backpulver vermischen und die Datteln dazugeben. Das Kokosöl schmelzen und zusammen mit dem EL Mandelmilch zur Mehlmischung geben. Alles zu einem Teig verkneten. Kalt stellen.

2. Apfelmus zum köcheln bringen. Vanillepuddingpulver mit 6 EL Mandelmilch anrühren. Sobald das Apfelmus blubbert, vom Herd nehmen und das angerührte Puddingpulver unterrühren.
3. Eine 18 cm Springform einfetten, den Teig mit den Händen verteilen und einen Rand hochziehen.
4. Nun die Apfelmus-Vanillepudding-Mischung darauf geben.
5. Rhabarber waschen, ggf. putzen, in etwa 1 cm große Stücke schneiden und auf dem Mus verteilen.
6. Die Streusel wie den Teig für den Boden vorbereiten. Datteln klein hacken, Kokosöl schmelzen und alle Zutaten zu Streuseln verrühren. Auf dem Kuchen verteilen.
7. Im vorgeheizten Backofen bei 180°C Ober-Unterhitze ca. 35 Minuten backen. Anschließend abkühlen lassen.

Nährwerte für 12 Stücke		**Für 1 Stück**
Kalorien	**1451 Kcal**	**120,9 kcal**
Fett	**75,8 g**	**6,3 g**
Kohlenhydrate	**163,4 g**	**13,6 g**
Eiweiß	**30,9 g**	**2,6 g**

Erdbeer-Joghurt Torte

Zutaten für 1 Torte = 10 Stücke

Zutaten für den Boden:

- 40 g Kokosöl
- 1 EL Kokosmus
- 80 g feine Kokos Raspel

Zutaten für das Joghurt Mousse:

- 600 g Erdbeeren
- 1 Spritzer Zitronensaft
- 1,5 TL Agar-Agar
- 400 g griechischer Joghurt
- 200 g geschlagene Sahne
- Mark von 1 Vanilleschote

Zubereitung:

1. Das Kokosöl und das Kokosmus auf niedriger Stufe schmelzen und mit den Kokos Raspeln vermischen. In die 20 cm Springform oder Tortenring geben und den Boden gut festdrücken. Für 1-2 Stunden kühl stellen.
2. Für die Joghurt-Mousse Füllung die Erdbeeren mit dem Zitronensaft erhitzen, kurz aufkochen und pürieren. Dann Agar-Agar einrühren und kurz aufkochen.
3. Die Sahne steif schlagen und mit dem Joghurt mischen. Die Vanille und pürierte Erdbeeren gut unterheben und auf den abgekühlten Kokosboden geben. Wer mag kann den Rand oder den Boden der Tortenform mit Erdbeeren dekorieren.
4. Alles in den Kühlschrank für ca. 4-5 Stunden, bis alles schön geliert ist.
5. Vorsichtig aus der Form lösen und genießen

Nährwerte für 10 Stücke		Für 1 Stück
Kalorien	1962 kcal	196,2 kcal
Fett	166,8 g	16,7 g
Kohlenhydrate	66,2 g	6,6 g
Eiweiß	42,5 g	4,3 g

Mango Quarktorte

Zutaten für 1 Torte = 10 Stücke

Zutaten für den Boden:

- 50 g Butter, flüssig
- 150 g gemahlene Mandeln

Zutaten für die Füllung:

- 300 g Sahnequark
- 300 ml Sahne steif geschlagen
- ½ reife Mango
- ¾ TL Agar-Agar

Topping:

- ½ reife Mango in dünne Scheiben geschnitten

Zubereitung:

1. Für den Boden die gemahlenen Mandeln kurz in einer Pfanne rösten, dann mit der flüssigen und abgekühlten Butter gut mischen und in die 18 cm Springform (mit Backpapier ausgelegt) füllen. Gut auf dem Boden verteilen und festdrücken. Kühl stellen bis er fest geworden ist.
2. Für die Füllung die Mango mit 1-2 EL Wasser kurz aufköcheln, pürieren und mit dem Agar-Agar kurz aufkochen. Die Sahne steif schlagen. Dann mit den anderen Zutaten gut mischen. Auf den Tortenboden geben. Für 2 Stunden in den Kühlschrank stellen oder bis die Oberfläche fest genug ist zum dekorieren.

Nährwerte für 10 Stücke		**Für 1 Stück**
Kalorien	**2465 kcal**	**246,5 kcal**
Fett	**215,2 g**	**21,5 g**
Kohlenhydrate	**51,6 g**	**5,2 g**
Eiweiß	**81,9 g**	**8,2 g**

Choco Crossies Torte

Zutaten für 1 Torte = 10 Stücke

Zutaten:

- 130 g dunkle Schokolade
- 80 g Erdnussmus
- 10 g Kokosöl
- 80 g ungezuckerte Cornflakes
- 30 g Mandelstifte
- 30 g Cranberry, getrocknet
- 50 g weiße Schokolade
- 1 EL Kokosflocken zu Verzieren

Zubereitung:

1. Den Boden und Formenrand der Springform mit Backpapier auslegen.
2. Cornflakes, Mandelstifte und Cranberry mischen. Dunkle Schokolade fein hacken. Zusammen mit dem Erdnussmus und Kokosöl über dem Wasserbad schmelzen.
3. Die geschmolzene Mischung unter die Cornflakes-Mandel-Masse heben. Vorsichtig umrühren, bis alles mit Schokolade bedeckt ist. Die Masse in die vorbereitete Springform geben und diese zum fest werden ca. 30 Minuten ins Gefrierfach geben.
4. In der Zwischenzeit die helle Schokolade über dem Wasserbad schmelzen und nach Belieben mit etwas Lebensmittelfarbe einfärben. Geschmolzene Schokolade auf der Choco Crossies Torte verteilen und mit etwas Kokosraspeln bestreuen.
5. Zum fest werden wieder kurz ins Gefrierfach stellen.
6. Die Torte in Stücke schneiden und genießen.

Nährwerte für 10 Stücke		Für 1 Stück
Kalorien	2291 kcal	219,1 kcal
Fett	144 g	14,4 g
Kohlenhydrate	193,2 g	19,3 g
Eiweiß	40,5 g	5 g

Veganer Cheese-Cake ohne Backen

Zutaten für 12 Stücke

Zutaten für den Boden:

- 100 g Datteln/ Aprikosen-Mischung
- 150 g ganze Mandeln mit Schale
- 30 g Kokosraspeln

Zutaten für die Creme:

- 50 g Cashews
- 1 Dose Kokosmilch
- 1 Limette, Bio
- ½ Zitrone, Bio
- 3 EL Reissirup
- 1 Prise Salz
- 1 TL Vanille

Zubereitung Boden:

1. Die Datteln, Aprikosen in heißes Wasser einweichen, ca. 10 Minuten in der Küchenmaschine kurz zu einer Paste mixen, evtl. ein bisschen Einweichwasser zugeben.
2. Die Mandeln und Kokosraspeln zugeben und weitermixen bis ein Teig entsteht.
3. In eine mit Backpapier ausgelegte Springform (18 cm) und festdrücken, 4 cm hohen Rand hochziehen. Einen Teil zur Deko beiseitelegen, kaltstellen.

Zubereitung Creme:

1. Cashews in heißes Wasser ca. 1 Stunde einweichen lassen oder über Nacht im Kühlschrank über Nacht, Wasser abgießen, abspülen und in den Mixer geben.
2. Die Kokosmilch Dose über Nacht in den Kühlschrank stellen. Den festen Teil der Dose = Kokoscreme abschöpfen, zugeben.
3. Die Bio Limette und Bio Zitrone heiß abwaschen, die Schale fein abreiben und zugeben. Saft auspressen und zugeben.
4. Die gemahlene Vanille, Salz und Reissirup unterrühren.
5. Alles cremig mixen, in die Springform füllen und im Tiefkühler festwerden lassen.
6. Vor dem Verzehr etwas antauen lassen.

Nährwerte für 12 Stücke		**Für 1 Stück**
Kalorien	**2513 kcal**	**209,4 kcal**
Fett	**192,8 g**	**16,1 g**
Kohlenhydrate	**128,5 g**	**10,7 g**
Eiweiß	**64,8 g**	**5,4 g**

Apfelmuskuchen mit Vanillepudding vegan

Zutaten für 1 Springform 18 cm = 6 Stücke

Zutaten für den Boden:

- 50 g Dinkelmehl
- 50 g gemahlene Mandeln
- 25 g Kokosöl
- 40 g Datteln
- 20 ml Hafermilch(oder andere Pflanzenmilch
- 2 TL Weinsteinbackpulver

Zutaten für die Füllung:

- 1 Apfel
- 400 g Apfelmus
- 1 Packung Vanillepuddingpulver
- 6 EL Hafermilch
- Zimt

Zutaten für die Streusel:

- 50 g Haferflocken
- 50 g gemahlene Mandeln
- 2 EL Apfelmus-Vanillepudding-Mischung
- Zimt

Zubereitung:

1. Für den Teig die Datteln mit der Milch pürieren. Das Mehl mit den Mandeln und Backpulver vermischen und dazugeben. Kokosöl schmelzen und ebenfalls dazugeben. Jetzt alle Zutaten

gut miteinander vermengen und zu einem Teig kneten. Kalt stellen.

2. Für die Füllung den schälen und in dünne Scheiben schneiden. Apfelmus und etwas Zimt erwärmen. Das Puddingpulver mit 6 EL Hafermilch anrühren. Wenn das Apfelmus zu blubbern beginnt, den angerührten Pudding dazugeben und unterrühren. Dann vom Herd nehmen.
3. Für die Streusel die Haferflocken mit den gemahlenen Mandeln, etwas Zimt und 2 EL der Apfelmus-Pudding-Mischung vermischen und zu Streuseln verarbeiten.
4. Den Backofen auf 180 Grad Ober- und Unterhitze vorheizen.
5. Nun den Teig in eine eingefettete Springform (18 cm) geben und mit den Fingern verteilen und einen Rand hochziehen.
6. Die Apfelscheiben darauf verteilen, auch hochkant dem Rand entlang.
7. Nun die Apfelmus-Pudding-Mischung darauf geben und mit den Streuseln bedecken.
8. Bei 180 Grad Ober- und Unterhitze ca. 35 Minuten backen.
9. Danach auskühlen lassen und kalt stellen.

Tipp:

Das Rezept ist für eine 18 cm Springform ausgelegt. Für eine 26- er, das Rezept einfach verdoppeln (Vanillepuddingpulver reicht aber eins aus auf 800 g Apfelmus)

Nährwerte für 6 Stücke		**Für 1 Stück**
Kalorien	**1744 kcal**	**290,7 kcal**
Fett	**85,9 g**	**14,3 g**
Kohlenhydrate	**205,6 g**	**34,3 g**
Eiweiß	**40,7 g**	**6,8 g**

Kürbiskuchen mit Pekannüssen

Zutaten für 1 Kuchen = 8 Stücke

Zutaten Teig:

- 160 g gemahlene Mandeln
- 40 g weiche Butter
- 2 EL Kokosmehl
- 4 EL Reissirup
- 1 Prise Salz
- 2 Eier verquirlt

Zutaten für die Füllung:

- 1 kg Kürbis
- 2 EL Kokosmehl
- 3 EL Reissirup
- 2 TL Zimt
- 1 TL Muskatnuss gemahlen
- 3 EL Sahne geschlagen
- 2 Eier
- 20 g weiche Butter
- 50 g Pekannusskerne

Zubereitung:

1. Den Kürbis schälen, die Fäden und Kerne entfernen und in Stücke schneiden. In einen großen Topf die Kürbisstücke kochen,

bis sie weich sind. Zur weiteren Verarbeitung abtropfen und abkühlen lassen.

2. Den Backofen auf 160 Grad Ober- und Unterhitze vorheizen und ein rundes Blech (24 cm Durchmesser) mit Backpapier auslegen.
3. Für den Teig alle Zutaten mit der Küchenmaschine oder dem Handrührgerät verrühren. Der Teig in der Backform andrücken und mit der Gabel einstechen. ,in der Ofenmitte für ca. 15 Minuten backen, bis der Teig leicht goldbraun ist. Den Teig auskühlen lassen. Den Ofen nicht ausschalten.
4. Für die Füllung den Kürbis zusammen mit dem Kokosmehl, Reissirup, Zimt und Muskatnuss pürieren. Die Sahne schlagen, die Eier verquirlen und zusammen mit der Butter in den Teig einarbeiten. Die Füllung auf dem Teigboden verteilen. Die Pekannüsse grob hacken und auf dem Kuchen verteilen.

Nährwerte für 8 Stücke		**Für 1 Stück**
Kalorien	**2811 kcal**	**351,4 kcal**
Fett	**215 g**	**26,9 g**
Kohlenhydrate	**125 g**	**15,6 g**
Eiweiß	**97 g**	**12 g**

Süßwaren – Les Petits

Energy Balls

Zutaten für 16 Stück

Zutaten:

- 120 g Datteln
- 50 g Walnussmehl
- 2 TL Kakaopulver
- 2 TL Mandelmus
- 15 g Mandeln

Zubereitung:

1. Die Datteln 20 Minuten im warmen Wasser einweichen. Anschließend Flüssigkeit abgießen.
2. Datteln, Walnussmehl, Kakaopulver, Mandelmus und Mandeln in eine Küchenmaschine geben und mixen bis eine leicht krümelig, klebrige Masse entsteht.
3. Etwa 1 EL pro Bällchen mit der Hand zu gleich großen Energy Balls formen.
4. Anschließend mit Kokosflocken, Matchapulver & Co ummanteln.
5. Sofort verzehren oder im Kühlschrank lagern. Dort halten sie sich mindestens 2 Wochen.

Nährwerte für 16 Stücke		Für 1 Stück
Kalorien	735 kcal	46 kcal
Fett	24 g	1,5 g
Kohlenhydrate	89,5 g	5,6 g
Eiweiß	33 g	2 g

Schoko-Quinoa-Happen

Für 1 Blech (30 Stück)

Zutaten:

- 4 EL Kokosöl
- 5 EL Kakaopulver
- 160 g Datteln
- 100 g Erdnussmus
- 50 g Quinoa gepoppt
- 1 Prise Salz
- ¼ TL gemahlene Vanille oder Zimt

Zubereitung:

1. Die Datteln für ca. 30 Minuten in Wasser einweichen lassen.
2. Das Kokosöl schmelzen lassen und zusammen mit dem Kakaopulver, Salz und Vanille/Zimt gut durch mixen.
3. Jetzt den gepoppten Quinoa untermengen und mit einem Löffel gut verrühren.
4. Eine Backform mit Backpapier auslegen und die Schoko-Quinoa-Happen darauf verstreichen.
5. Für mindestens 3 Stunden in den Kühlschrank stellen.
6. Zum Schluss in viereckige Happen schneiden und am besten im Kühlschrank aufbewahren.
7. Du kannst die Quinoa-Happen auch einfrieren, so bleiben sie länger frisch.

Nährwerte für 30 Stück		Für 1 Stück
Kalorien	**2048 kcal**	**68,3 kcal**
Fett	**125,8 g**	**4,2 g**
Kohlenhydrate	**157,3 g**	**5,2 g**
Eiweiß	**51,7 g**	**1,7 g**

Ferrero Rocher Kugeln

Zutaten für 15 Stück

Zutaten:

- 120 g Datteln entsteint
- 80 g Haselnüsse ganz
- 60 g Haferflocken
- 40 g geriebene Haselnüsse
- 40 g Mandelmus
- 30 g Kakaopulver
- 2 EL Mandelmilch
- 1 Prise Salz
- 100 g dunkle Schokolade
- 1 TL Kokosöl

Zubereitung:

1. Den Backofen auf 180 C° Ober/-und Unterhitze vorheizen. Ganze Haselnüsse auf ein Backblech geben und im vorgeheizten Backofen für ca. 15 Minuten rösten. Anschließend herausnehmen und die Nüsse in ein Geschirrtuch geben, falten und auskühlen lassen. Die Nussschalen anschließend mit dem Tuch abreiben.
2. Die Datteln mit heißem Wasser übergießen und für ca. 15 Minuten einweichen.
3. Die Haferflocken in den Mixer geben und fein zerkleinern. Die Datteln abtropfen und zusammen mit geriebenen Haselnüssen, Mandelmus, Kakaopulver, Mandelmilch und Salz in den Mixer geben. Alles mixen bis ein Teig entsteht.
4. Aus dem Teig mit dem Löffel kleine Portionen abnehmen, etwas flach drücken, in die Mitte eine Haselnuss geben und zu einer runden Kugel formen. Die fertigen Kugeln auf ein mit

Frischhaltefolie umwickeltes Brett legen und für ca. 30 Minuten ins Gefrierfach geben.

5. Die Schokolade in kleine Stücke hacken und zusammen mit dem Kokosöl über dem Wasserbad schmelzen. Die restlichen gerösteten Haselnüsse im Mixer klein hacken.
6. Nach und nach etwas gehackte Haselnüsse in die geschmolzene Schokolade geben und die Kugeln einzeln darin wälzen, etwas abtropfen lassen, mit einer Gabel herausholen und auf das mit Frischhaltefolie umwickelte Brett legen. Die fertigen Kugeln für ca. 1 Stunde im Kühlschrank fest werden lassen.

Nährwerte für 15 Stück		**Für 1 Stück**
Kalorien	**2251 kcal**	**150 kcal**
Fett	**153,5 g**	**10,2 g**
Kohlenhydrate	**170,2 g**	**11,3 g**
Eiweiß	**43,9 g**	**2,9 g**

Twix-Riegel

Zutaten für 18 Stück

Zutaten für den Boden:

- 200 g Mandelmehl
- 50 g Kokosmehl
- 20 g gemahlene Mandeln
- 1 Prise Salz
- 120 g Kokosblütensirup
- 60 g Kokosöl flüssig

Karamell-Schicht:

- 120 g Mandelmus
- 120 Kokosblütensirup
- 50 g Kokosöl
- 1/2 TL gemahlene Vanille
- 1 Prise Salz

Schoko-Glasur:

- 50 g Kokosöl
- 4 EL Kokosblütensirup
- 40 g Kakaopulver

Zubereitung:

1. Für den Keksboden die trockenen Zutatenmischen und anschließend die flüssigen Zutaten unterheben. Den Teig in einer rechteckigen, gefetteten Form verteilen. Flach drücken und den Teig mehrfach mit der Gabel einstecken. Im vorgeheizten Backofen bei 180 C° ca. 12-15 Minuten backen, bis der Boden

leicht gebräunt ist. Herausnehmen und vollständig auskühlen lassen.

2. Für das Karamell alle Zutaten in eine Pfanne geben. Bei kleiner Hitze unter Rühren ca. 3 Minuten erwärmen, bis eine cremige Masse entstanden ist. Von der Hitze nehmen und leicht abkühlen lassen. Das Karamell gleichmäßig auf der Keksschicht verstreichen. Die Form zum Festwerden für ca. 30 Minuten ins Gefrierfach geben.
3. Für die Schokoglasur alle Zutaten in eine Pfanne geben. Bei kleiner Hitze unter Rühren erwärmen, bis sich alle Zutaten gut miteinander verbunden haben. Die Schokolade auf dem Karamell verteilen und gleichmäßig verstreichen. Die Form zum Festwerden für weitere 30 Minuten ins Gefrierfach stellen.
4. Den großen Twix aus der Form heben und auf einem Holzbrett mit einem scharfen Messer in gleichmäßige Riegel schneiden. Die Riegel im Kühlschrank aufbewahren.

Nährwerte für 18 Stück		**Für 1 Stück**
Kalorien	**4178 kcal**	**232 kcal**
Fett	**269,3 g**	**15 g**
Kohlenhydrate	**243,5 g**	**13,5 g**
Eiweiß	**155 g**	**8,6 g**

Herzhaftes

Pita-Brot

Zutaten für 2 Fladen

Zutaten:

- 375 g Dinkelmehl
- 1 TL Salz
- 1 Päckchen Trockenhefe
- 1 EL Apfelmark
- 3 EL Olivenöl
- 1,5 Tassen Wasser
- Etwas Sesam
- Etwas Schwarzkümmel

Zubereitung:

1. Die Hefe in einer Tasse mit warmen Wasser auflösen und für 5-10 Minuten ruhen lassen.
2. Nun alle trockenen Zutaten für den Teig in eine große Rührschüssel und miteinander vermischen. Lassen.
3. Jetzt das Hefewasser und zusätzlich eine halbe Tasse Wasser zusammen mit dem Olivenöl hinzugeben und alles zu einem Teig verkneten.
4. Den Pita-Teig an einen warmen Ort stellen und gehen lassen.
5. Den Teig einmal gut durchkneten und für weitere 30 Minuten ruhen lassen.
6. Den Backofen auf 200 C° Ober/- und Unterhitze vorheizen
7. Nun den Pita-Teig in 2 gleich große Hälften teilen und jeweils in 20 cm lange Fladen formen.

8. In die Oberfläche der Fladen mit den Fingern kleine Mulden drücken, sodass kleine Vertiefungen im Teig sichtbar werden.
9. Die Pitas mit etwas Wasser bestreichen und den Sesam und Schwarzkümmel darüber verteilen.
10. Ein Backblech mit Backpapier auslegen und die Pitas auf mittlerer Schiene im Backofen für 12-15 Minuten backen.

Nährwerte für 2 Fladen		**Für 1 Fladen**
Kalorien	**1920 kcal**	**960 kcal**
Fett	**60 g**	**30 g**
Kohlenhydrate	**273 g**	**136,5 g**
Eiweiß	**58,5 g**	**29,3 g**

Mini-Flammkuchen

Zutaten für 6 Stück

Zutaten für den Teig:

- 300 g Dinkelmehl
- 5 Trockenhefe
- 1 ¼ TL Salz
- 190 ml lauwarmes Wasser

Zutaten für den Belag.

- 1 rote Zwiebel
- 2 EL Olivenöl
- Salz
- Pfeffer

Zutaten für den Belag:

- 300 g Creme Fraiche
- 2 EL Milch
- 1 EL Kräuter der Provence

Zubereitung:

1. Die trockenen Zutaten für den Teig vermengen. Warmes Wasser unter Rühren hinzugeben, anschließend mit den Händen fünf Minuten gut durchkneten.
2. Den Teig in eine Schüssel legen und abgedeckt an einem warmen Ort für 2 Stunden gehen lassen.
3. Den Backofen auf 240 C° vorheizen.
4. Die Zwiebel schälen und in sehr feine Ringe schneiden.
5. Creme Fraiche mit der Milch und den Kräutern verrühren.
6. Die Zwiebeln unterrühren.

7. Den Teig in sechs gleiche Teile schneiden und zu kleinen runden Teigfladen ausrollen.
8. Alle Teigfladen mit der Zwiebel-Creme Fraiche bestreichen und darauf verteilen.
9. Im Backofen etwa 8 Minuten backen.

Nährwerte für 6 Stück		**Für 1 Stück**
Kalorien	**2234 kcal**	**372,3 g**
Fett	**122,4 g**	**20,4 g**
Kohlenhydrate	**226,5 g**	**37,8 g**
Eiweiß	**47 g**	**7,8 g**

Brot-Muffins

Zutaten für 6 Stück

Zutaten:

- 90 g Vollkornmehl
- 90 g Haferflocken
- 150 g Magerquark
- 120 ml Mandelmilch
- 1 EL Öl
- 1 TL Weinstein-Backpulver
- 1 Prise Salz

Zubereitung:

1. Den Backofen auf 200 C° Umluft vorheizen.
2. Alle Zutaten in einer Schüssel zusammen verrühren.
3. Den Teig in die Muffinförmchen füllen und für 15 Minuten backen.

Nährwerte für 6 Stück		Für 1 Stück
Kalorien	**895 kcal**	**149 kcal**
Fett	**24,4 g**	**4 g**
Kohlenhydrate	**115,7 g**	**19,3 g**
Eiweiß	**41,2 g**	**6,9 g**

Kurkuma-Zwiebel-Baguettes

Zutaten:

- 500 g Dinkelmehl
- 10 g Salz
- 7 g Trockenhefe
- 1 TL Kurkumapulver
- ½ TL schwarzer Pfeffer
- 4 EL Röstzwiebeln

Zubereitung:

1. Mehl, Salz, Hefe, Röstzwiebeln und Gewürze in einer großen Schüssel miteinander vermengen.
2. 350 ml lauwarmes Wasser unterrühren und 10 Minuten gut verkneten.
3. Die Schüssel mit einem sauberen Küchentuch abdecken, den Teig an einem warmen Ort mindestens 1 Stunde gehen lassen bis sich das Volumen verdoppelt hat.
4. Den Teig vierteln, jedes Teigstück auf einer gut bemehlten Arbeitsfläche vorsichtig flach drucken. Und zu einem Kreis mit ca. 20 cm Durchmesser ausziehen. Anschließend aufrollen, abdecken und weitere 20 Minuten gehen lassen.
5. Den Backofen auf 225 C° vorheizen. Für den notwendigen Dampf eine feuerfeste Schale mit reichlich Wasser auf den Boden des Backofens stellen.
6. Kurkumabaguettes 25 Minuten backen, anschließend abkühlen lassen.

Nährwerte für 4 Baguettes		**Für 1 Baguette**
Kalorien	**1900 kcal**	**475 kcal**
Fett	**17,8 g**	**4,5 g**
Kohlenhydrate	**366,8 g**	**91,7 g**
Eiweiß	**63,6 g**	**15,9 g**

Überbackene Laugenstangen

Zutaten für 8 Stück

Zutaten:

- 1 Päckchen Trockenhefe
- 350 g Dinkelmehl
- 150 g Dinkelvollkornmehl
- 1 ¾ EL Salz
- 50 g Natron
- 100 g Mozzarella

Zubereitung:

1. Die Trockenhefe in einer großen Schüssel in 250 ml lauwarmes Wasser einrühren und 5 Minuten stehen lassen.
2. 250 g Dinkelmehl Type 630 unterrühren und abgedeckt bei Zimmertemperatur über Nacht reifen lassen.
3. Am nächsten Tag einen ¾ EL Salz und das übrige Mehl unter den gereiften Vorteig heben und auf einer leicht bemehlten Arbeitsfläche mit den Händen 10 Minuten zu einem glatten Teig kneten.
4. Dabei den Teig mit dem Handballen in die Länge ziehen, aufeinander falten, um 90° drehen und von vorn beginnen. Am Schluss zu einer glatten Kugel formen, zurück in die Schüssel geben und abgedeckt an einem warmen Ort 1 Stunde gehen lassen bis sich das Volumen verdoppelt hat.
5. 8 Teiglinge abstechen und diese auf einer leicht bemehlten Arbeitsfläche jeweils flach drücken und zu etwa 20 cm langen Stangen aufrollen. Mit genügend Abstand nebeneinander auf ein Backblech geben, mit einem Tuch abdecken und weitere 20 Minuten gehen lassen.

6. Zwischenzeitlich das Natron und das übrige Salz in einem großen Topf in 1 ½ Liter Wasser aufkochen.
7. Den Backofen auf 230 ° Ober/- und Unterhitze vorheizen und eine feuerfeste Schale mit 1 Liter Wasser auf den Boden des Backofens stellen.
8. Die Laugenstangen einzeln in das Wasser geben und etwa 1 Minute bei mittlerer bis hoher Hitze köcheln lassen, bis sie von alleine an die Wasseroberfläche steigen. Gut abtropfen lassen und zurück auf das Backblech legen.
9. Die Laugenstangen mit einem scharfen Messer 3 x diagonal an der Oberfläche einritzen und mit Mozzarella-Stücken belegen.
10. 20 Minuten backen, bis die Laugenstangen schön braun sind und der Belag geschmolzen ist.

Nährwerte für 8 Stück		**Für 1 Stück**
Kalorien	**2008 kcal**	**251 kcal**
Fett	**25,8 g**	**3,2 g**
Kohlenhydrate	**344,8 g**	**43,1 g**
Eiweiß	**84,3 g**	**10,5 g**

Vollkorn Bagel

Zutaten für 9 Bagel

Zutaten:

- 1 Päckchen Trockenhefe
- 320 ml lauwarmes Wasser
- 300 g Dinkelmehl
- 100 g Dinkelvollkornmehl
- 100 g Roggenmehl
- 30 g Sonnenblumenkerne
- 20 g Leinsamen
- ¾ TL Salz
- 2 EL Reissirup
- 3 EL Körnermischung als Topping

Zubereitung:

1. Die Trockenhefe mit dem Schneebesen in das Wasser einrühren und 10 Minuten quellen lassen. Währenddessen die übrigen Zutaten, bis auf den Reissirup und die Körnermischung, für die Bagel in einer großen Schüssel gut vermischen.
2. Die Hefe-Wasser-Mischung mit einem Holzlöffel unter das Mehl heben, anschließend mit den Händen mindestens 5 Minuten gut verkneten.
3. Den Teig abgedeckt an einem warmen Ort für mindestens 1 Stunde gehen lassen. Du kannst die Schüssel zum Beispiel in den Backofen stellen und nur das Licht anmachen. Die Wärme der Glühbirne reicht.
4. Den Backofen auf 200 °C vorheizen und 2 Liter Wasser zusammen mit dem Reissirup in einem großen Topf zum Kochen bringen.

5. Den Teig in acht gleich große Stücke teilen, zu Kugeln formen, mit dem Finger mittig durchstechen und ringförmig zu Bageln formen.
6. Die Teiglinge nacheinander in das kochende Wasser geben und 3 Minuten vorkochen. Anschließend tropfnass auf ein mit Backpapier ausgelegtes Backblech legcn und mit Körnermischung toppen. 20 Minuten backen und anschließend abkühlen lassen.

Nährwerte für 9 Bagel		**Für 1 Bagel**
Kalorien	**2388 kcal**	**265,3 kcal**
Fett	**51,9 g**	**5,8 g**
Kohlenhydrate	**376,2 g**	**41,8 g**
Eiweiß	**88,8 g**	**9,9 g**

Käse Knäckebrot

Zutaten für 1 Backblech (16 Stück)

Zutaten:

- 40 g Kürbiskerne
- 30 g Leinsamen
- 50 g Sonnenblumenkerne
- 20 g Sesam
- ½ TL Salz
- 50 g Reibekäse, Edamer
- 2 Eier
- 50 ml Wasser

Zubereitung:

1. Den Backofen auf 150 C° Umluft vorheizen.
2. Alles gut in einer Schüssel mischen, 5 Minuten quellen lassen und dann auf ein Blech mit Backpapier streichen, so dünn ausstreichen, wie du die Knäckebrote magst. In den auf 150 C° Umluft vorgeheizten Ofen für ca. 40-50 Minuten geben. Aus dem Ofen nehmen und sofort mit einem Pizzaroller oder scharfen Messer in Knäckebrote schneiden, dann auskühlen lassen und in einer Büchse aufbewahren.

Nährwerte für 16 Stück		Für 1 Stück
Kalorien	**1107 kcal**	**69,2 kcal**
Fett	**85,6 g**	**5,4 g**
Kohlenhydrate	**12,2 g**	**0,8 g**
Eiweiß	**65,1 g**	**4,1 g**

Focaccia

Zutaten für 1 Blech (10 Stück)

Zutaten:

- 50 g Sonnenblumenkerne
- 50 g Sesam
- 30 g Leinsamen
- 5 Eier
- 200 g körniger Frischkäse
- 1 EL Weinstein-Backpulver
- 1 TL Salz
- 4 EL Olivenöl
- 100 g Tomaten (frisch oder getrocknet)
- 2 EL Italienische Kräuter

Zubereitung:

1. Den Backofen auf 180 C° Umluft vorheizen. Die Sonnenblumenkerne zusammen mit dem Sesam in einen Mixer geben und zu feinem Mehl verarbeiten. Dann gemeinsam mit dem Mandelmehl und den Leinsamen in eine Schüssel geben.
2. Die Eier aufschlagen und mit dem Handmixer verrühren. Den Körnigen Frischkäse mit einem Stabmixer zu einer glatten Masse mixen und zusammen mit dem Weinstein-Backpulver, Salz und Olivenöl zur Eiermasse geben. Alles vorsichtig miteinander verrühren.
3. Die Eiermasse zur Mehlmischung geben und ebenfalls unterrühren, bis ein gleichmäßiger Teig entsteht. Rund 5 Minuten in der Schüssel ruhen lassen.
4. Den Teig auf ein mit Backpapier ausgelegtes Blech legen oder in eine Kastenform füllen. Mit dem Finger die typischen kleinen

Löcher in den Focaccia-Teig drücken und für 15 Minuten Minuten im Ofen backen.

5. In der Zwischenzeit die Oliven sowie die Tomaten nach Belieben halbieren. Werden getrocknete Tomaten verwendet, diese in Stücke schneiden.
6. Die Focaccia kurz aus dem Ofen holen, mit Oliven und Tomaten belegen und vorsichtig andrücken, sowie mit den Italienischen Kräutern bestreuen.
7. Für weitere 5-10 Minuten goldbraun backen. Die fertige Focaccia abkühlen lassen und zusammen mit etwas Olivenöl und Salz servieren.

Nährwerte für 10 Stück		**Für 1 Stück**
Kalorien	**1884 kcal**	**188,4 kcal**
Fett	**149,3 g**	**14,9 g**
Kohlenhydrate	**33,7 g**	**3,4 g**
Eiweiß	**89,9 g**	**9 g**

Zucchini-Karotten-Waffeln

Zutaten für 4 Waffeln

Zutaten:

- 200 g Karotten
- 40 g rote Zwiebeln
- 200 g Zucchini
- 3 Eier
- 10 g Backpulver
- 180 g Dinkelmehl
- 180 ml Mandelmilch
- 1 Prise Salz
- 1 Prise Pfeffer

Zubereitung:

1. Die Karotten schälen, Zucchini waschen und halbieren. Zwiebel abpellen und halbieren. Alle Zutaten in einer Küchenmaschine zerkleinern. Restliche Zutaten hinzufügen und zu einem Teig verarbeiten. 10 Minuten gehen lassen. In einem Waffeleisen backen.
2. Nach Belieben belegen. Z. B. mit Bolognese und Parmesan, Babyspinat, geräuchertem Schinken usw.

Nährwerte für 4 Waffeln		**Für 1 Waffel**
Kalorien	**1007 kcal**	**251,8 kcal**
Fett	**23,3 g**	**5,8 g**
Kohlenhydrate	**138,2 g**	**34,6 g**
Eiweiß	**51,6 g**	**12,9 g**

Tarte mit buntem Gemüse

Zutaten für 1 Tarte (8 Stücke)

Zutaten für den Boden:

- 600 ml Gemüsebrühe
- 200 g Polenta Maisgrieß
- 1 Eigelb
- 1 EL Knoblauchpulver
- 1 EL Paprikapulver
- 1 EL Muskatnuss
- 1 TL frischer Ingwer
- 1 Prise Salz
- 1 Prise Pfeffer

Zutaten für den Belag:

- 2 Zucchini
- 3 Auberginen
- 3 Karotten
- ½ Bund Basilikum
- 200 g Creme Fraiche
- 2 Eier
- 1 Eiweiß
- 1 EL Zitronensaft
- 1 Prise Pfeffer

Zubereitung:

1. Für die Zubereitung des Tartebodens die Gemüsebrühe aufkochen und den Maisgrieß einrühren. Die Polenta für 10 Minuten ohne Deckel quellen lassen.

2. In der Zwischenzeit für den Belag das Gemüse waschen und putzen. Die Zucchini und die Aubergine der Länge nach in 3 mm dicke Scheiben schneiden. Mit etwas Salz bestreuen und warten bis ein wenig Wasser gezogen wurde. Die Möhren auch in der Länge nach in dünne Scheiben schneiden. Den Knoblauch schälen und pressen. Die Basilikumblätter waschen.
3. Den Backofen auf 170 C° Umluft vorheizen und eine Tarteform einfetten. Nun die Polenta mit dem Eigelb verkneten und mit Salz und Pfeffer, Ingwer, Paprikapulver und Muskat würzen. Den Teig auf den Boden der Tarteform geben, verteilen und fest drücken.
4. Creme Fraiche, mit Basilikum und Knoblauch pürieren. Mit einem Rührbesen die Eier, Eiweiß und den Zitronensaft, Salz und Pfeffer unterrühren.
5. Nun die Creme auf dem Boden verteilen. Die Zucchini-, Auberginen- und Karottenscheiben in Kreisform in die Creme drücken, dass die Ränder nach oben gerichtet sind.
6. Die Tarte auf mittlerer Schiene für ca. Minuten backen.

Nährwerte für 8 Stück		**Für 1 Stück**
Kalorien	**1807 kcal**	**225,9 kcal**
Fett	**60,8 g**	**7,6 g**
Kohlenhydrate	**229,5 g**	**28,7 g**
Eiweiß	**69,4 g**	**8,7 g**

Back-Anlässe

Ostern

Osterhasen-Kekse aus Quark

Zutaten für 12 Stück

Zutaten:

- 50 g Kokosöl
- 100 g Quark, Magerstufe
- 6 EL Mandelmilch
- 1 Ei
- 2 EL Kokosblütenzucker
- ¼ TL gemahlene Vanille
- 200 g Vollkorn-Dinkelmehl
- 1 EL Weinstein-Backpulver
- 2 EL Reissüße

Zubereitung:

1. Den Backofen auf 175 C° Umluft vorheizen. Das Kokosöl erwärmen bis es flüssig ist. Magerquark, Ei, Mandelmilch, Kokosblütenzucker, und gemahlene Vanille mit dem Kokosöl in einer Schüssel verrühren.
2. Dinkel-Vollkornmehl, Weinstein-Backpulver, und 1 Prise Salz vermischen und unter die Quarkmasse geben. Alles zu einem glatten Teig verkneten.
3. Auf einer Arbeitsfläche mit Mehl, nochmals den Teig gut durchkneten und 0,5 cm dick ausrollen. Mit dem Hasen-Keksausstecher ca. 6 Hasen ausstechen und auf ein mit Backpapier ausgelegtes Backblech legen.

4. Auf mittlerer Schiene Backofen für ca. 18-20 Minuten backen.
5. Die Quarkhäschen auskühlen lassen und mit etwas Mandelmilch bestreichen und etwas Reissüße darüber streuen.

Nährwerte für 12 Stück		**Für 1 Stück**
Kalorien	**1467 kcal**	**122,3 g**
Fett	**57,6 g**	**4,8 g**
Kohlenhydrate	**188,6 g**	**15,7 g**
Eiweiß	**47,8 g**	**4 g**

Granola-Oster-Nester

Zutaten für 6 Stück

Zutaten:

- 150 g Haferflocken
- 1 reife Banane
- 2 EL Kokosblütensirup
- 1 EL Mandelmus
- 1 Prise Salz
- 1 TL Zimt
- Kokosöl zum Einfetten

Zubereitung:

1. Eine Muffinform mit Kokosöl einfetten
2. Die Haferflocken, Zimt und Salz in einer Schüssel vermengen.
3. Eine Banane mit der Gabel zerdrücken.
4. Mandelmus, Kokosblütensirup und Banane in einer zweiten Schüssel vermengen.
5. Nun die feuchten und trockenen zutaten zusammenfügen und rühren.
6. Die Granola-Masse in die Muffinförmchen füllen.
7. Mit den Fingern in der Mitte jeweils einen Hohlraum eindrücken, sodass ein Nest entsteht.
8. Die Nester ca. 15 Minuten goldbraun.
9. Abkühlen lassen und vorsichtig aus dem Förmchen nehmen.
10. Nun können die Oster-Nester nach Belieben gefüllt werden.

Nährwerte für 6 Stück		**Für 1 Stück**
Kalorien	**869 kcal**	**144,8 g**
Fett	**19,6 g**	**3,3 g**
Kohlenhydrate	**136,9 g**	**22,8 g**
Eiweiß	**25,4 g**	**4,2 g**

Osterzopf

Zutaten für 1 Zopf (16 Stücke)

Zutaten:

- 350 g Dinkelvollkornmehl
- Abrieb einer halben Bio-Zitrone
- ½ Hefewürfel
- 200 ml lauwarme Hafermilch
- 30 g flüssiges Kokosöl
- 30 g Reissirup
- 1 Ei oder 1 EL Hafermilch zum Bestreichen
- 1 EL Hafermilch
- 1 EL Mandelblättchen

Zubereitung:

1. Das Dinkelmehl in eine Schüssel geben.
2. Die Milch und das Kokosöl leicht erwärmen und zum Mehl im Mixtopf geben.
3. Hefebrösel, Reissirup und optional Wasser eingeweichte Rosinen hinzufügen.
4. Mit einem Handmixer mit Knethaken zu einem geschmeidigen Teig verarbeiten.
5. Den Teig an einem warmen 30 Minuten gehen lassen.
6. Jetzt den Teig für einen großen Hefezopf in drei Teile teilen und drei gleich lange Rollen formen, ggf. etwas Mehl dabei verwenden, falls der Teig klebt.
7. Nach dem Flechtprinzip einen Zopf flechten.
8. Mit einem verquirlten Ei bestreichen, ggf. mit 1 EL Hafermilch.

9. Das Backblech in Backofen (Mitte) schieben und auf 170 C° Umluft für ca. 35 Minuten backen. Den Osterzopf aus dem Backofen nehmen und nochmal mit dem Haferdrink bestreichen und mit den Mandelblättchen bestreuen.

Nährwerte für 16 Stücke		**Für 1 Stück**
Kalorien	**1387 kcal**	**86,7 kcal**
Fett	**14,7 g**	**0,9 g**
Kohlenhydrate	**262,1 g**	**16,4 g**
Eiweiß	**49,4 g**	**3,1 g**

Rübli Kuchen

Zutaten für 1 Kuchen = 10 Stücke

Zutaten:

- 125 g Möhren
- 140 g gemahlene Mandeln
- 50 g Kokosblütenzucker
- 1 TL Weinstein-Backpulver
- 3 Eier
- 1 Prise Zimt
- 1 Prise Salz

Zubereitung:

1. Eine Springform einfetten und mit 1 EL gemahlenen Mandeln leicht ausstreuen.
2. Den Backofen vorheizen auf 150 C° Umluft.
3. Alle Zutaten mischen und in die Springform füllen, den Rüblikuchen für ca. 40 Minuten backen (Stäbchenprobe). Auf einem Kuchengitter auskühlen lassen und nach ca. 10 Minuten aus der Springform nehmen.
4. Den Kuchen vor dem Servieren mit Kokosblütenzucker bestreuen und mit Dekomöhren verzieren.

Nährwerte für 10 Stücke		**Für 1 Stück**
Kalorien	**1357 kcal**	**135,7 kcal**
Fett	**92,8 g**	**9,3 g**
Kohlenhydrate	**63,3 g**	**6,3 g**
Eiweiß	**54,5 g**	**5,5 g**

Apfelrosen-Tarte

Zutaten für 3 Tartes

Zutaten für den Teig:

- 100 g Butter
- 1 Ei
- 1 EL Dattelsirup oder Kokosblütenzucker
- 100 g Kokosmehl

Für die Creme:

- Mark 1 Vanilleschote
- 1 EL Pfeilwurzelstärke oder Speisestärke
- 500 ml Mandelmilch
- 4 Eigelb
- 2 TL Kokosblütenzucker

Für die Apfelrosen:

- 4 Äpfel mit weicher Schale
- Saft von 1 Zitrone

Zubereitung:

1. Für den Teig zunächst die Butter, Ei Kokosmehl und Dattelsirup miteinander verkneten und für 30 Minuten in den Kühlschrank stellen.
2. In der Wartezeit kann bereits die Füllung hergestellt werden.
3. Das Mark aus der Vanilleschote kratzen.
4. Milch, Sahne, Vanillemark und die Stärke miteinander verrühren und in einem Topf langsam zum Kochen bringen. Dabei gelegentlich umrühren, damit die Milch nicht anbrennt. Sobald es einmal aufgekocht hat, die Hitze etwas reduzieren.

5. Nach und nach die Eigelb hinzugeben und verrühren. Wenn die Creme beginnt fester zu werden, kann der Herd ausgeschaltet werden.
6. Die Äpfel gründlich waschen und mit einem Gemüseschäler rundherum dünne Scheiben abschneiden.
7. Die Äpfel davor nicht schälen!
8. Die dünnen Streifen werden zur Mitte hin immer dünner und brüchiger, das ist aber nicht schlimm.
9. Die Apfelstreifen in eine Schale mit Zitronensaft legen.
10. Den Backofen auf 150 C° Umluft vorheizen.
11. Die Tarteformen mit Butter einfetten. Den Teig in 3 Teile aufteilen und jede Tarteform damit auslegen und mit den Fingern festdrücken. Auch der Rand der Formen muss mit Teig ausgelegt werden.
12. Den Teig mit einer Gabel mehrfach einstechen und im Backofen etwa 15 Minuten bei 150 C° Umluft backen.
13. Abkühlen lassen.
14. Auf die 3 Tartes nun die Creme aufteilen. Sie sollte bis kurz vor den Rand reichen, da sie im Ofen nicht mehr aufgeht.
15. Die Apfelscheiben etwas überlappend auf ein Küchenbrettchen auslegen. Von einer Seite die Scheiben vorsichtig zu einer Rose aufrollen. Die Blätter können später noch etwas geformt werden, erstmal muss nur eine Art Rolle entstehen.
16. Wenn die Apfelscheiben mit der Schale nach oben aufgewickelt werden, sehen die Rosen später schöner aus, da die rote Schale Farbakzente setzt.
17. Die Rose mittig in der Creme platzieren und noch etwas auflockern, oder die Blätter etwas in Form bringen.
18. Die Tartes benötigen im Ofen nun nochmal etwa 35 Minuten bei 130 C°.
19. Die Creme wird im Ofen fest und die Apfelrosen werden weich.
20. Sobald die Tartes abgekühlt sind, können sie aus den formen geholt und serviert werden.

Nährwerte für 3 Tartes		Für 1 Tarte
Kalorien	1887 kcal	629 kcal
Fett	132,2 g	44,1 g
Kohlenhydrate	113,4 g	4,5 g
Eiweiß	43,4 g	14,5 g

Weihnachten

Vanillekipferl

Zutaten für 20 Stück

Zutaten:

- 200 g Mehl
- 100 g gemahlene Mandeln
- 70 g Puderzucker
- 30 g Kokosblütenzucker
- 100 g weiche Butter
- 40 g Mandelmus
- ¼ TL gemahlene Vanille
- 4 EL Mandelmilch
- 3 EL Reissüße und ¼ TL gemahlene Vanille zum Wälzen der Kipferl

Zubereitung:

1. Mehl, Mandeln, Kokosblütenzucker und gemahlene Vanille in einer Schüssel mischen.
2. Weiche Butter, Mandelmus, und Milch dazu geben und alle Zutaten zu einem Teig verkneten. Den Teig in Frischhaltefolie wickeln und für 1 Stunde kühl stellen.
3. Den Backofen auf 180 C° Ober/- und Unterhitze vorheizen. Das Backblech mit Backpapier auslegen.
4. Die Arbeitsfläche mit etwas Mehl bestäuben. Vom Teig kleine Portionen abnehmen und diese zu einer Rolle formen. Von der Rolle gleichmäßige Stücke abschneiden und daraus kleiner Kipferl formen.

5. Die Kipferl auf das Backblech legen und im vorgeheizten Backofen für ca. 10-12 Minuten backen.
6. Etwas Reissüße und gemahlene Vanille in einem flachen Teller mischen. Die fertigen Kipferl noch warm vorsichtig in der Zuckermischung wälzen. Zurück auf ein Kuchengitter geben und abkühlen lassen.
7. Die Vanillekipferl in einer verschlossenen Metall- oder Glasdose aufbewahren.

Nährwerte für 20 Stück		**Für 1 Stück**
Kalorien	**2978 kcal**	**148,9 kcal**
Fett	**163,7 g**	**8,2 g**
Kohlenhydrate	**310,3 g**	**15,5 g**
Eiweiß	**54,7 g**	**2,7 g**

Ausstechplätzchen

Zutaten für 25 Stück

Zutaten:

- 125 g Kokosöl
- 100 g Reissirup
- 200 g Vollkorn-Dinkelmehl
- 100 g gemahlene Mandeln
- ½ TL gemahlene Vanille
- 2 EL Reissüße

Zubereitung:

1. Den Backofen auf 175 C° Umluft vorheizen.
2. Das Kokosöl erwärmen bis es flüssig ist und dann den Reissirup unterrühren.
3. Das Mehl. Die gemahlenen Mandeln, die gemahlene Vanille miteinander vermischen.
4. Die Kokosöl-Reissirup Mischung dazugeben und alles mit dem Rührbesen zu einer glatten Masse verarbeiten.
5. Etwas Mehl auf die Arbeitsfläche geben und den Teig ca. 0,5 cm dick ausrollen und mit den Keksausstechern verschiedene Formen ausstechen und auf ein mit Backpapier ausgelegtes Backblech legen.
6. Für 15 Minuten im Backofen backen, auskühlen lassen und mit Reissüße bestreuen.

Nährwerte für 25 Stück		**Für 1 Stück**
Kalorien	**2453 kcal**	**98 kcal**
Fett	**175,4 g**	**7 g**
Kohlenhydrate	**161,1 g**	**6,4 g**
Eiweiß	**52,7 g**	**2,1 g**

Muffins mit Spekulatius Topping

Zutaten für 15 Muffins

Zutaten für Muffins:

- 200 g Mandelmehl
- 80 g Kokosmehl
- 50 g Kokosblütenzucker
- 1 Päckchen Weinstein-Backpulver
- 1 Prise Salz
- 50 g zuckerfreie Schokolade zerbröselt
- 4 Eier
- 350 ml Mandelmilch
- 6 Tropfen Vanillearoma
- 6 EL Kokosöl

Zutaten für Topping:

1. 100 ml
2. 40 g Kokosöl
3. 3 EL Mandelmus
4. ½ TL Spekulatiusgewürz

Zubereitung:

1. Alle Zutaten mischen und in Muffinförmchen geben
2. Bei 200 C° für 20 Minuten backen, dann bei 180 C° für 15-20 weitere Minuten backen, aber immer im Auge behalten.
3. Mit einer Holznadel kontrollieren, wenn nichts klebt, dann ist der Muffin gut gebacken. Muffins gut abkühlen lassen
4. Für das Topping alle Zutaten zusammen aufkochen und dann nur ganz leicht auf niedriger Stufe köcheln lassen. Immer mit dem Rührbesen rühren und gut schauen, dass nichts anbrennt. Nach ca. 20-30 Minuten oder wenn die Masse genug eingedickt ist in

ein Glas einfüllen und etwas abkühlen lassen. Weiterverarbeiten oder kühlen (dann wird die Masse fest

Nährwerte für 15 Muffins		Für 1 Muffin
Kalorien	3353 kcal	223,5 kcal
Fett	237,8 g	15,9 g
Kohlenhydrate	103 g	6,9 g
Eiweiß	162,9 g	10,9 g

Lebkuchen Popcakes

Zutaten für 20 Stück

Zutaten für den Teig:

- 3 Eier
- 50 g Frischkäse
- 100 g geriebene Mandeln
- 50 g gehackte Mandeln
- 70 g Eiweißpulver
- 20 g Backkakao
- 20 g Butter
- 1 TL Zimt
- 2 TL Lebkuchengewürz

Zutaten für die Glasur:

1. 100 g zuckerfreie Schokolade
2. 50 g Kokosblütenzucker
3. 40 g Kokosöl
4. Mark von 1 Vanilleschote
5. 1 Prise Salz
6. 2 EL Sahne
7. 1 EL Mandelmus

Zubereitung:

1. Den Backofen bei 180 C° Ober/-und Unterhitze vorheizen.
2. Alle Zutaten zusammen mixen. Die Masse in Popcake-Formen gießen.
3. Für 16-18 Minuten bei 180 C° im Backofen bei Ober/-und Unterhitze backen.
4. Auskühlen lassen.
5. Für die Glasur alle Zutaten in der Pfanne schmelzen.
6. Die Cake-Pops mit der Schokolade garnieren und dekorieren.

Nährwerte für 20 Cakepops		Für 1 Cakepop
Kalorien	3189 kcal	159,5 kcal
Fett	223,5 g	11,2 g
Kohlenhydrate	121,2 g	6,1 g
Eiweiß	129,2 g	6,5 g

Schlusswort

Ich hoffe das Buch Ihnen gefallen und Sie konnten hilfreiche Informationen mitnehmen. Wenn das der Fall sein sollte, freue ich mich über eine kurze Bewertung in Form einer Amazon Rezension. Auch für Hinweise auf Fehler und/oder Unklarheiten bin ich Ihnen dankbar. Wenn Ihnen mein Buch gefallen hat, empfehlen Sie es doch auch Ihren Freunden und Bekannten.

Ich kann Ihnen zudem mein zweites Buch empfehlen, das weitere 82 leckere zuckerfreie Rezepte enthält:
Link hier

Impressum

1. Auflage August 2019

Neue Str. 47
37581 Bad Gandersheim

Haftungsausschluss

Der Inhalt dieses Taschenbuchs wurde mit großer Sorgfalt geprüft und erstellt. Für die Vollständigkeit, Richtigkeit und Aktualität der Inhalte kann jedoch keine Garantie oder Gewähr übernommen werden. Der Inhalt dieses Taschenbuchs repräsentiert die persönliche Erfahrung und Meinung des Autors und dient nur dem Unterhaltungszweck. Der Inhalt sollte nicht mit medizinischer Hilfe verwechselt werden. Es wird keine juristische Verantwortung oder Haftung für Schäden übernommen, die durch kontraproduktive Ausübung oder durch Fehler des Lesers entstehen. Es kann auch keine Garantie für Erfolg übernommen werden. Der Autor übernimmt daher keine Verantwortung für das Nicht-Erreichen der im Buch beschriebenen Ziele. Dieses Taschenbuch enthält Links zu anderen Webseiten. Auf den Inhalt dieser Webseiten haben wir keinen Einfluss. Deshalb kann auf diesen Inhalt auch keine Gewähr übernommen werden. Die verlinkten Seiten wurden zum Zeitpunkt der Verlinkung auf mögliche Rechtsverstöße überprüft. Für die Inhalte der verlinkten Seiten ist aber der jeweilige Anbieter oder Betreiber der Seiten verantwortlich. Rechtswidrige Inhalte konnten zum Zeitpunkt der Verlinkung nicht festgestellt werden.

Haftung für externe Links

Das Buch enthält Links zu externen Webseiten Dritter, auf deren Inhalt der Autor keinen Einfluss hat. Deshalb kann für die Inhalte externer Inhalte keine Gewähr übernommen werden. Für die Inhalte der verlinkten Webseiten ist der jeweilige Anbieter oder Betreiber der Webseite verantwortlich. Die verlinkten Seiten wurden zum Zeitpunkt der Verlinkung auf mögliche Rechtsverstöße überprüft. Rechtswidrige Inhalte waren zum Zeitpunkt der Verlinkung nicht erkennbar. Eine permanente inhaltliche Kontrolle der verlinkten Webseiten ist jedoch ohne konkrete Anhaltspunkte einer Rechtsverletzung nicht zumutbar. Bei

Bekanntwerden von Rechtsverletzungen werden derartige Links umgehend entfernt.

Printed in Poland
by Amazon Fulfillment
Poland Sp. z o.o., Wrocław

24180887R10090